# 无痛精准手三针

李斌　谢晶　谢月　编著

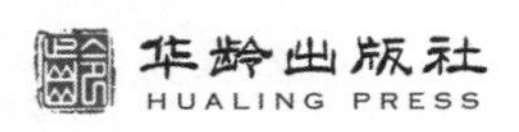

图书在版编目（CIP）数据

无痛精准手三针 / 李斌，谢晶，谢月编著. -- 北京：华龄出版社，2023.9（2024.1重印）
ISBN 978-7-5169-2584-3

Ⅰ. ①无… Ⅱ. ①李… ②谢… ③谢… Ⅲ. ①手针足针疗法 Ⅳ. ①R245.32

中国国家版本馆CIP数据核字(2023)第136571号

| | | | |
|---|---|---|---|
| 策划编辑 | 王　曳 | 责任印制 | 李未圻 |
| 责任编辑 | 梅　剑 | 装帧设计 | 姜　丽 |

| | | | |
|---|---|---|---|
| 书　名 | 无痛精准手三针 | 作　者 | 李斌 谢晶 谢月 |
| 出　版<br>发　行 | 华龄出版社 HUALING PRESS | | |
| 社　址 | 北京市东城区安定门外大街甲57号 | 邮　编 | 100011 |
| 发　行 | （010）58122255 | 传　真 | （010）84049572 |
| 承　印 | 湖北金港彩印有限公司 | | |
| 版　次 | 2023年11月第1版 | 印　次 | 2024年1月第2次印刷 |
| 规　格 | 880mm×1230mm | 开　本 | 1/32 |
| 印　张 | 5.5 | 字　数 | 135千字 |
| 书　号 | ISBN 978-7-5169-2584-3 | | |
| 定　价 | 69.80元 | | |

## 作者郑重声明

本书手诊内容仅供学术研究和交流使用，不可作为临床诊断依据。患者如有相关疾病，应尽快去正规医院检查治疗。

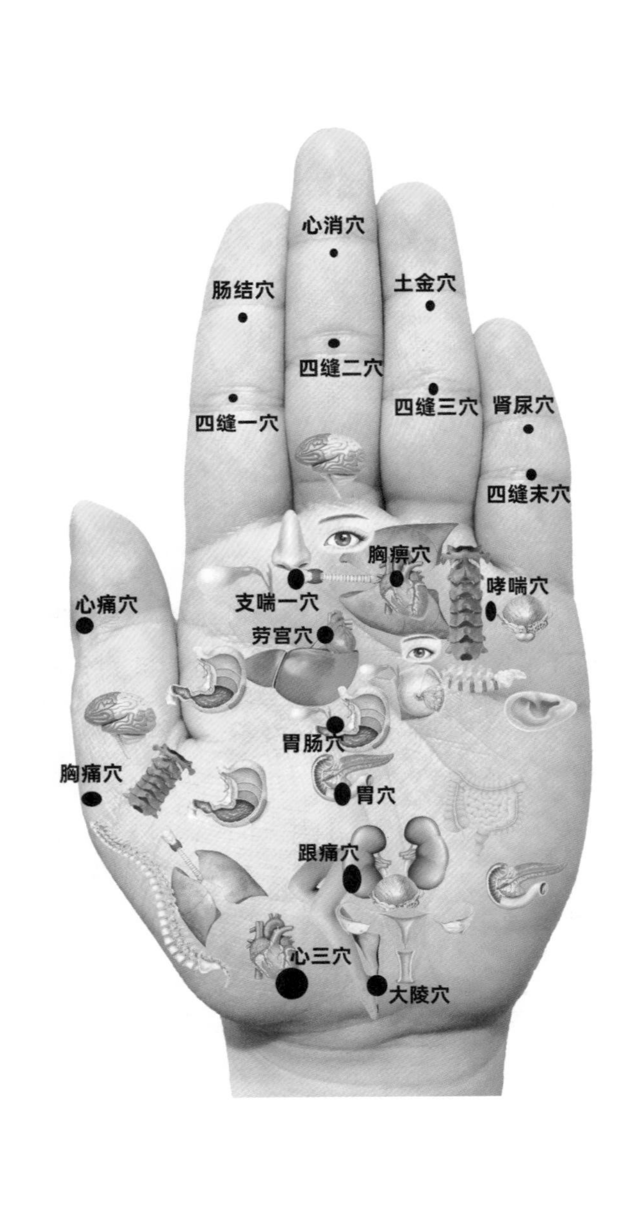

心消穴
肠结穴
土金穴
四缝二穴
四缝一穴
四缝三穴
肾尿穴
四缝末穴
胸痹穴
支喘一穴
哮喘穴
心痛穴
劳宫穴
胃肠穴
胸痛穴
胃穴
跟痛穴
心三穴
大陵穴

# 前 言

手诊并不罕见，手针也种类繁多，然而能将手诊做到高度精准，且和手针结合在一起，却并不多见，更少见的是无痛技巧。本书不仅适合医者阅读，还适合任何行业里的手诊爱好者。

无痛手针的精妙之处不仅在于此。大多数疾病反复发生，久治不愈，与人的体质、气血有直接关系，而在治疗时，常常不重视疗程观念，或者更偏于表征的疗程，却忽略了整体体质和气血的调理。手三针中有两套组方：体质针法、气血针法。这两套针法，可以快速调理体质、充盈气血，对慢性病的调理效果很好，同时对表征的解决也有非常好的协同作用。

本书详细记载了快速手诊、精细手诊、特效穴、临床各论、无痛技巧等内容，理论与案例结合，图文并茂，对于无论是爱好者还是专业的医者，都是一本实践性很强的工具书。

“爆品中医”创始人 谢月

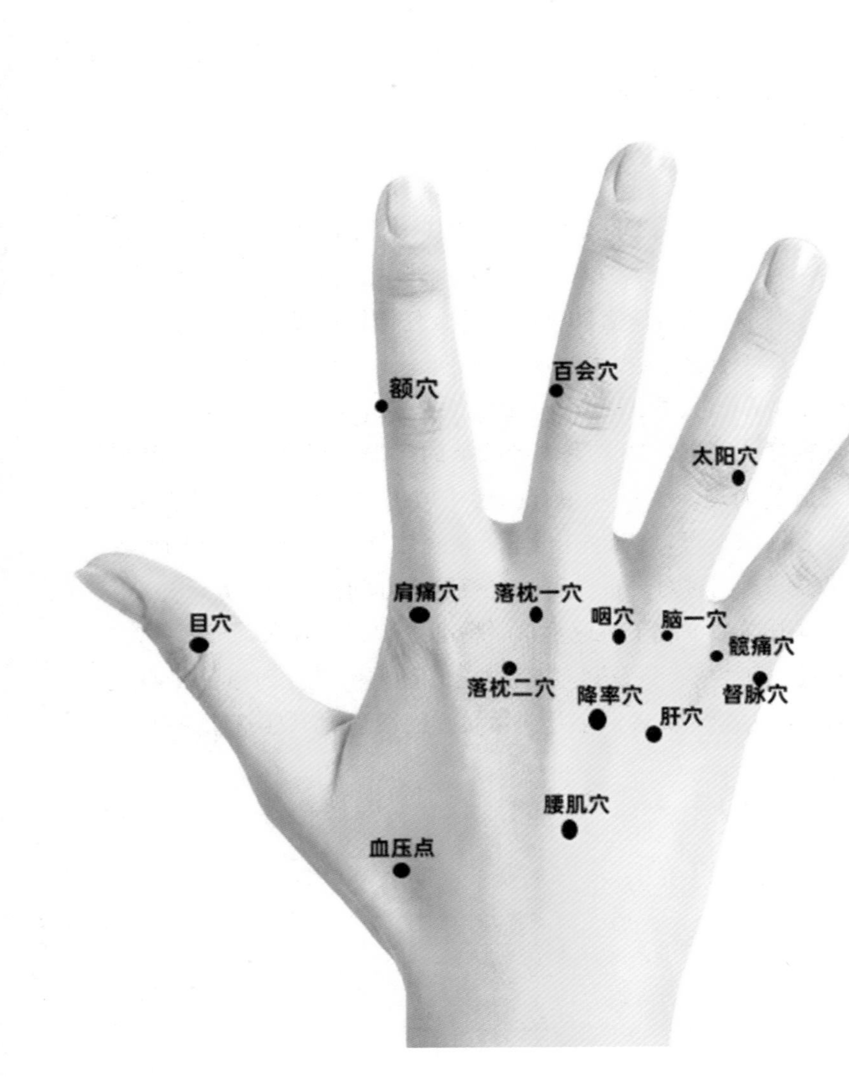
额穴
百会穴
太阳穴
肩痛穴
落枕一穴
目穴
咽穴
脑一穴
髋痛穴
落枕二穴
督脉穴
降率穴
肝穴
腰肌穴
血压点

# 自 序

《无痛精准手三针》，是我多年中医临床实践及在康源晶月爆品中医教学经验的总结。感恩中医先贤的智慧，感恩伟大的时代，感恩广大学员，感恩康源平台谢总的鼓励和支持，是他们让我下定决心，把多年的实践心得总结出来，对精准手诊和无痛手针进行了深度的融合。为了让读者更好、更快地了解本书的内容和特点，我特作此序，主要作几点说明，一是本书包含哪些内容，二是无痛手三针能解决什么样的问题，三是无痛手三针有什么样的特色和价值，算是对本书内容的推荐。

## 一、无痛精准手三针包含的主要内容

2 大板块：精准手诊、无痛手针

8 大方法：快速手诊的八大方法

6 大秘诀：精细手诊的六大秘诀

64 种病例：64 种疾病的手诊技巧

65 个穴位：65 个特效穴定位

## 二、无痛精准手三针解决的困惑及问题

在日常诊疗及工作中，您是否遇到过以下问题和困惑？

1. 没有一个好的诊断技巧，流失了患者，您是否感到遗憾？

2. 遇见时间紧迫、没时间等待烦琐诊断的病人，您是否感到心有余而力不足？

3. 遇见患者确有身体不适，但各种仪器化验结果显示正常，您是否无从下手？

4. 遇见某种疾病，您多次治疗，效果却不明显，您是否倍感焦虑？

5. 遇见患者多种疾病缠身，而您找不到哪些是主症，是否无从下手？

6. 您是否缺少一项简单、实用的规避风险的诊断方法？

7. 您是否在诊疗过程中遇见聋哑人、婴幼儿求治无法沟通，从而错失一部分病人？

8. 您是否在诊断清楚后，患者因惧怕疼痛而放弃治疗？

9. 您是否在诊疗过程中无法取得患者信任，从而错失后续治疗？

读完本书，您在日常诊疗及工作中遇到这些问题，都可能迎刃而解。

## 三、无痛精准手三针好在哪里

无痛精准手三针，具有方便、安全、精准、快速、无痛、全面、可靠、系统、容易接受等九大特点，相信你无论学起来还是用起来，都有意想不到的惊喜。

1. 方便。伸出手就可以诊断和治疗，春夏秋冬不受限制，避免了脱衣服、变换体位的烦琐，随时随地都可以诊断和治疗。

2. 安全。只在手上操作，避免损伤内脏。从解剖学看，手上没有重要和危险的组织结构，手三针既伤不到神经，又伤不到血管。

3. 精准。我们手部诊断是一个综合学科，但是有规律可循，诊断非常精准，可以做到准确率 85% 以上，可以诊断出过去病（遗传病、家族病和过去已经患过的病）、现在病、未来病（即将要发生的病，或者以后会发生的疾病），真正做到诊断了如指掌。比如，糖尿病、冠心病、风湿及类风湿关节炎、肝病、癌症，等等。

4. 快速。避免烦琐，只需要 1 ～ 3 分钟，快速精准诊断疾病。

5. 无痛。无痛精准手三针用的针具是 0.18mm×13mm 的小针灸针，破皮即有效，安全无痛，见效神速。

6. 全面。手上分布 6 条经脉，这 6 条经脉与全身各部位脏腑经络有着直接或者间接的联系，可以通过经络系统的联系作用而达到诊断和治疗疾病的作用。

7. 可靠。无痛精准手三针的穴位与体针一样，可以调节人体的阴阳平衡，疏通经络系统，促进机体的血液循环，从而达到脏腑气血通畅，疗效可靠。

8. 系统。手部分布的神经都是周围神经的分支，从解剖学来看，中枢神经控制周围神经，反过来刺激手部的感受器，直接影响到大脑的功能调节。

9. 容易接受。无痛精准手三针采用 1 ～ 3 个穴位治疗疾病的理论，减少了患者扎针多的痛苦，患者易于接受。

打造金牌名师
成就百万明医

赠康源晶月
张凤楼
二〇二一年夏

张凤楼　原国家卫生部副部长

贈康源晶月

傳承創新

實戰共贏

辛丑年秋月景学勤书

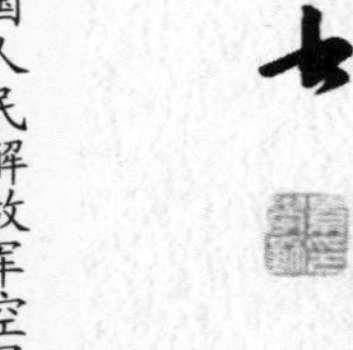

景学勤（中将） 中国人民解放军空军原副司令员

# 目录

# 第一章　精准手诊篇

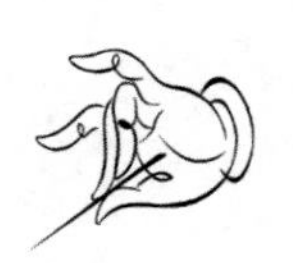

## 第一节　精准手诊概述

望而知之谓之神
闻而知之谓之圣
问而知之谓之工
切脉而知之谓之巧

——《难经·六十一难》

《黄帝内经》记载了大量关于手与内脏相关联，反映内部疾病的典型论述，如："掌中热者，腹中热；掌中寒者，腹中寒。""视其外应，以知其内脏，则知所病矣。"……中华手诊，博大精深，精准手诊，创新传承。

### 一、精准手诊体系及维度

精准手诊包括快速手诊和精细手诊两大体系，形成了体质手诊、形态手诊、纹路手诊、触感手诊、定位手诊、风控手诊六个维度，对以往家族病史，如高血压、中风、肿瘤、糖尿病等遗传疾病，自己曾经发生过的疾病和外伤手术等，有着比较精准的评估和预判。精准手诊是全科手诊，包括呼吸系统、心脑血管系统、脾胃系统、泌尿生殖系统、内分泌系统、妇科、男科、疼痛科、五官科、儿科、皮肤科等百种病例。

## 二、精准手诊之左右手

### 疾病，并不是按男左女右的规律发生发展的

民间传男左女右，即男人看左手的手诊，女人看右手的手诊。我们在多年的手诊医学研究中发现，疾病并不是按这个规律发生发展的。一般来说，诊断脾胃病以观察左手为准，诊断肝胆病以观察右手为准，诊断心脏病则要参考双手。诊断肺脏疾病一般按照拇指方为左、小指方为右的原则。肾脏病大多是左右对应的。在观察有些疾病时，左半身的疾病要看右手，右半身的疾病则要看左手。至于卵巢和乳腺，哪只手上发现病理纹就应考虑病在哪一侧。但不论何病，若双手同时出现病理纹，那就确诊无疑了。总之，在临床诊病过程中，精准手诊应该具体问题具体分析。

通过精准手诊来判断疾病的部位，是有据可循的。要根据双手精准手诊的比较来判断疾病的轻重，才能准确诊断。如：右手巽位的“井”字状纹比左手巽位的多，表示胆病重于胃病，反之则胃病重于胆病。同样，判断肝病时，右手的肝区纹多于左手，表示肝病重于胃病。而左手的肝区纹多于右手，仅表示中医意义上的肝气郁结、肝瘀，不同于西医的肝炎等肝病。运用精准手诊时较为准确地判断疾病的部位，是精准手诊的核心技术。刚开始学习的人，不必急于求成，有一个熟能生巧的过程，同时还需要大量的临床实践。

## 三、精准手诊评估的 5 大规范

1. 请认真标注好年龄和性别。

2. 拍手片的最佳时间是晨起未洗漱之前。夜卧归肝，早晨能反映一个人真实的气血状态，活动、洗漱后不能真实地反映出症状。

3. 手片画面要以手为中心，拍照时手掌布满整个屏幕，中指在屏幕中线，指尖定在屏幕上方，下端拍摄出腕横纹 2 指，微屈姿势拍摄，不过屈、过伸。

4. 手片要求手姿势端正，不美颜，不在夜光灯下或者暗室内拍摄，左右手都要拍，便于色泽辨别。

5. 手机像素在 1200 万以上为佳，发片之前先在手机上放大照片，以能看清手片上的纹路为佳。

# 第二节　快速手诊

## 一、快速手诊之体质区定位

一个人的体质是酸性的、碱性的还是中性的，可以在手掌上加以区分和认识，以观察人的先天素质和后天保养的状况。碱性体质的人多数属于阳性过盛，机能亢进，易患高血压、动脉血管硬化、脑出血和糖尿病；酸性体质的人多属于机能下降，阴气过盛，易患低血压、气喘、胃下垂、癌症。

碱区和酸区在手掌上的区分如下图（第 7 页）所示。酸区越大，说明体质越偏碱性；酸区越小，说明体质越偏酸性；如果碱区和酸区一般大小的话，说明为中性体质。

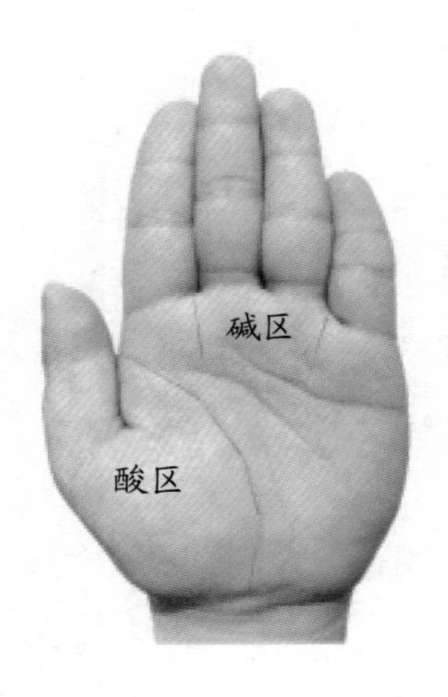


## 二、快速手诊之三焦定位

上焦区一般是心脑线和消化线起端连线到手指根部，表示人体的胸部以上的部分，主管人的心肺和头面五官的疾病。

拇指尺侧缘垂直线与上焦线之间，食指、中指两指同身寸宽度为中焦区，主管人体胸以下至肚脐之间，主要反映肝胆、脾胃、大肠和消化系统疾病。

下焦区一般是中焦线以下与腕横纹之间的区域，主要反映肚脐以下内脏的疾病，如泌尿生殖系统、内分泌系统、腰腿疾病。

如果上中下颜色不一样，就反映身体上中下的平衡问题。上焦区比较红就代表热，中焦区比较暗就代表瘀，下焦区比较白就代表寒。

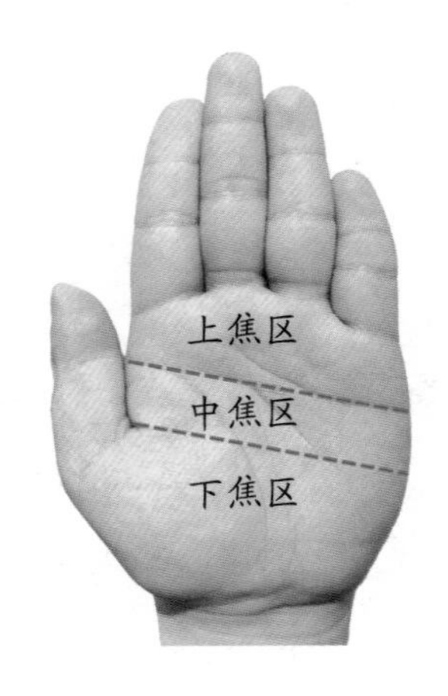


## 三、快速手诊之九宫定位

1. 乾宫　位置在小鱼际的下方，腕横纹的上方，位于西北方，五行属金，主要反映呼吸系统、内分泌系统的状况。

2. 坎宫　位于北方，五行属水，在掌根部的腕横纹中点向中指中线上约 1.5 寸处，主要反映泌尿、生殖系统的状况。

3. 艮宫　位于东北方，五行属土，在手掌大鱼际处大拇指横纹下方，主要反映心脏和腰腿等状况。

4. 震宫　位于东方，五行属木，在拇指内侧的虎口处，主要反映消化系统、神经系统的状况。

5. 巽宫　位于东南方，五行属木，在食指下端，主要反映肝胆的状况。

6. 离宫　位于南方，五行属火，在中指、无名指下方，主要反映头面、眼、耳、鼻、喉的状况。

7. 坤宫　位于西南方，五行属土，在小指下方，主要反映泌尿生殖系统的状况。

8. 兑宫　位于西方，五行属金，在消化线上和乾宫之间的位置，主要反映腹部大小肠的状况。

9. 中宫　在手掌中心，头脑线下方。这里如果有很多的纹路而且很乱的话，说明有情志上的困扰，常因忧郁以致失眠，身体虚弱，吸收功能不好。如果中宫潮红则虚火上升，多见于慢性消耗性疾病；中宫寒凉，干枯苍白，提示心气不足，脾肾阳虚，多见于循环系统衰弱，消化不良，内分泌功能低下。中宫青暗，提示胃病发作。

大部分的颜色叫作常色，我们要学会仔细观察哪些地方的颜色有异常变化，特别晦暗的、没有光泽的地方说明那个区有问题。

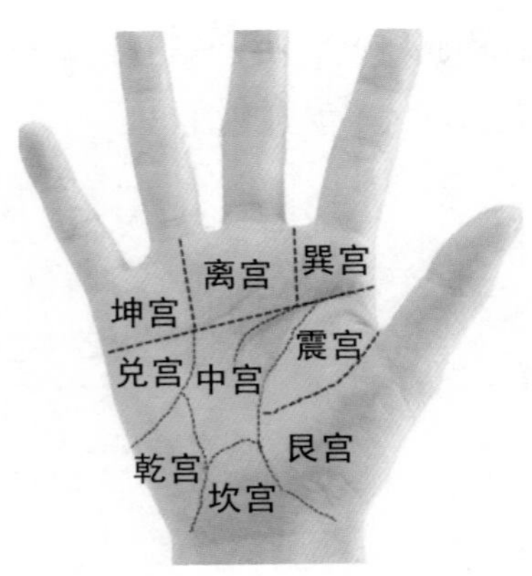


## 四、快速手诊之手背定位

手背反映了人体背部的全息。

手背中指指掌关节握拳时凸起的关节相当于人体第七颈椎的凸起，此关节面的形态反映了颈椎的状况。一般关节面靠小指侧增生，则提示颈椎右侧有问题。

食指指掌关节反映左侧肩周问题，小指指掌关节反映右侧肩周问题。如果这两个关节畸形增生，附近有青筋凸起，多提示肩周炎。

手背的青筋凸起，扭曲有黑斑、结节、痛点，则反映腰背有问题，靠手背上部主背，靠手背下部主腰。

手背中指到手腕代表人的脊柱，如果摸上去有疙瘩、黑斑、异常点，就说明腰不是很好，2/3 是背的问题，1/3 是腰的问题。

如果手背发亮，像涂了油一样，则是人体阴湿，多见腰膝酸软，疲倦乏力。手背亮泽延伸至整个手背，提示湿气严重，往往全身疲倦乏力。

如果小指麻痹，提示第七颈椎有问题；无名指麻痹，提示第六颈椎有问题；中指麻痹，提示第五颈椎有问题；如果四肢麻痹，则是血虚问题，血不能到达四肢。

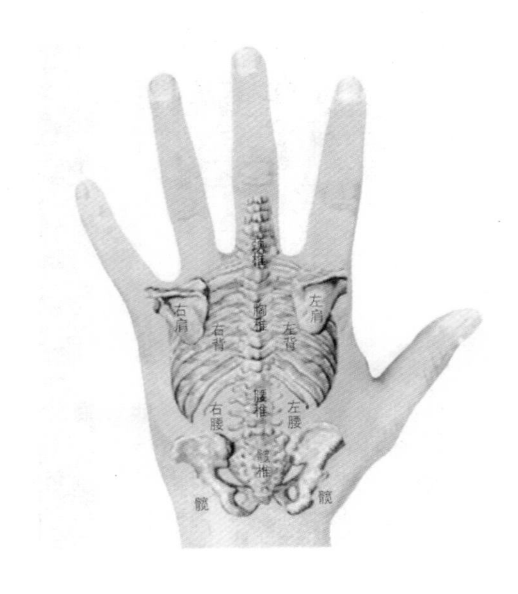

## 五、快速手诊之望手形

手指细长而纹路多的人，脸和身体也是瘦长的，这种人一般具有善念，慈悲正直，劳心劳力，脾胃不好，容易抑郁。

手指上尖下阔，头也一样，长而尖，声音焦急，漏鼻孔，这种人一般容易急躁，上火，偏头疼。

手形敦厚粗壮的人，身形也是敦厚的、短小的，这种人一般易患高血压、糖尿病、脑血管疾病。

手形肥而圆润，身形也肥而圆润，头和脸也是圆润的，肉多骨小，这种人一般聪明机灵，性格也圆滑，声音圆润，容易患泌尿系统疾病及肾病。

手形方正，手掌方正，脸形方正，身体也方正，这种人一般易患肌肉劳损。

## 六、快速手诊之手指形态

### （一）快速手诊之手指诊断

手诊需要看手指，每个手指代表不同的脏器，手指与脏腑有相应的对应规律，其对应关系是：

1. 拇指与头部、颈部对应。

2. 食指与肺部对应。

3. 中指与心脏对应。

4. 无名指与消化系统对应。

5. 小指与泌尿生殖系统对应。

6. 左手代表左边的脏器，右手代表右边的脏器。

指纹，从出生后就不会改变，除了公安部门将其作为鉴别个人身份的手段外，还可以用来诊断与遗传基因相关的疾病，多用于先天遗传病的诊断。

### （二）快速手诊之拇指与疾病

拇指与先天大脑发育有关，与肺脏、脾脏相关联，可体现意志力，一般以长而健壮为佳。

1. 拇指肿胀如鼓槌状人多易患先天性心脏病、支气管扩张等胸部疾病。

2. 拇指节较短，过于坚硬，不易弯曲，大多见于高血压、头痛、心脏病及中风患者。

3. 拇指过于薄弱且有弯曲现象，易出现神经衰弱、头痛失眠等症状。

4. 拇指第一、第二节散乱多纹，指节纹散乱不清，易患头部疾病。

5. 心理学家发现，拇指过于粗壮，则脾气暴躁，气有余便是火，心情偏激，易动肝火。

6. 拇指下的大鱼际肌肉有无弹性，可以提示心肌的状况。心肌劳损、心力不足的人往往大鱼际肌肉弹性恢复很慢。

7. 拇指指关节缝出现青筋，容易发生冠心病、冠状动脉硬化。

8. 拇指指掌关节缝的纹理乱，容易早期发生心脏疾病。

9. 拇指近掌节处比较瘦弱，上粗下细者，则吸收功能较差，身体一般较瘦弱；下粗上细者，则吸收功能较好，容易肥胖。

10. 拇指中间有横纹的，吸收功能较差，横纹越多对人的干扰越大。

（三）快速手诊之食指与疾病

一般以指节柔软富于弹性、圆长健壮为佳。指节的长度，以第一节最长，第二、第三节依次稍有递减。食指关联肠胃、肝胆，是手阳明大肠经所经过。食指异常往往提示消化系统出现问题，特别是大肠的问题。

1. 食指头偏曲，纹理散乱，易患大肠疾病。

2. 食指苍白瘦弱，指间漏缝，容易劳累、萎靡不振，提示肝脏机能较差，易患消化系统疾病。

3. 食指出现青筋，且过三关者，提示重症。

4. 如果在食指根部与拇指之间出现青筋，则要注意会有肩周炎。

（四）快速手诊之中指与疾病

中指一般以圆长健壮为佳，指形直而不偏曲，大多心脏机能好，元气旺盛、精神饱满而少病。中指与心脏关联，主头顶心包经所过，主管人的情智、神志。

1. 中指苍白细弱，提示心脏机能较差，造血功能不好。如果加上横纹较多，说明此人的生活没有规律，往往提示心脑血管方面的疾病。

2. 中指偏曲，手指间漏缝，提示循环系统功能差，还会影响肠道功能。

3. 中指的三个指节不对称，第二节特别长，提示钙质吸收功能差，易患骨骼、牙齿方面的疾病。

4. 中指根部有青筋，容易患脑动脉硬化。如果青筋很多，则有中风倾向，弯曲很厉害，则容易中风。

### （五）快速手诊之无名指与疾病

一般以指节柔软富于弹性、圆长健壮为佳，与肝胆、内分泌相关联，主偏头痛。无名指是手少阳三焦经所过之处，而手少阳三焦经相当于人体的内分泌系统，因此与营养和废物的代谢有关。

1. 无名指太长，易因生活不规律影响身体健康。

2. 无名指太短，说明先天元气不足。

3. 无名指的第一节与性功能的强弱有关，过于粗壮，易内分泌失调。

4. 无名指的第二节与筋骨强弱有关。无名指第二节过长、瘦弱，指节纹散乱而又苍白，提示钙质的吸收功能较差，骨骼和牙齿比较脆弱。

5. 无名指过于瘦弱，提示生殖系统功能较弱。

6. 无名指偏曲，手指间漏缝，提示泌尿系统功能较弱，同时又容易出现神经衰弱、头痛、失眠等症状。

### （六）快速手诊之小指与疾病

小指以指节长短相称、直而不偏曲为佳，与生育机能的强弱有关，主要反映泌尿生殖系统功能。小指是手太阳小肠经和手少阴心经所过之处，主后头痛，关联心肾。

1. 小指短小，提示生育机能弱，肾气不足，易患头晕、耳鸣、腰腿酸痛等病。女性多为子宫小或月经不调，男性多为肾亏，腰膝酸软，性功能较弱。

2. 小指苍白，细小且瘦弱，易患肠道疾病，如吸收不良、排便不畅。

3. 小指过度弯曲，女性多见卵巢功能差，易患不孕症；男性多见性功能障碍，易患阳痿、早泄等。

## 七、快速手诊之指甲望诊

指甲是指尖上面的角质物，有保护指尖的作用。中医认为指甲为脏腑气血的外荣，与人体的脏腑、经络有直接联系，能够在一定程度上反映人体的生理、病理状况，因此通过观察指甲的形状、大小、颜色等，大致能够推断一个人的健康状况。

### （一）指甲的生长速度

一般情况下，半年左右时间指甲全部替换一次。手指甲比脚趾甲生长的速度要快 4 倍左右，尤其以食指、中指、无名指长得比较快。

### （二）指甲板的纵纹与横纹

#### （1）指甲纵纹提示容易神经衰弱

有数条纵纹是长期神经衰弱、机体衰老的象征。指甲纹越多，越容易出现以下指征。

a. 神经衰弱，长期失眠、多梦、易醒、难入睡，指甲纹越粗越明显。

b. 消耗性疾病，体力透支，如慢性疲劳综合征。

c. 免疫功能差，容易感冒以及反复感冒。

d. 如果纵纹特别明显的话，说明身体曾经过一次大的疾病伤害。

e. 如果是黑直纹，黑色是从甲板里面出来的，表明肝肾的机能比较衰弱。

肝肾是排毒器官，但是如果外界的污染和食物中的毒素过高的话，就会造成肝肾功能障碍。黑色纵纹是肝肾机能衰弱、毒素积存太多的征兆，提示体内的废物无法排出体外。

（2）指甲横纹，表明肠胃有疾

a. 如果横纹细小而且多，提示长期的慢性消化系统疾病，如肠胃炎、结肠炎、胃病，等等。

b. 如果有一条很深的横纹，则表示有过严重的肠胃疾病，越深就越严重，越浅就提示属于慢性。

c. 横纹如果凸起，则提示心脏和肝脏有问题。

### （三）指甲的色泽

（1）指甲的光泽

如果指甲失去光泽，多反映一个人患上了结核、慢性肠胃炎等消耗性疾病。

（2）指甲的颜色

平放桌面观察，指甲粉红色代表健康；如果偏白，说明这个人血气比较寒；如果偏红，说明属热；如果偏黄，提示痰湿、肠胃疾病；如果青紫，属气滞血瘀；如果是黑色，则属毒或病重。

（3）指甲的斑点

a. 不管是哪个指甲，出现黑斑点，提示容易出现脑血管意外。右手出现是左脑的问题，左手出现则是右脑的问题。

b. 如果出现白斑点，多出现于消化不良和长期乙肝身体透支的病人，成人多出现肝功能代谢、受损的问题，特别是乙肝患者常见这种点状白，这种人一定要少喝酒。小孩多出现肠胃积滞、消化不良、生虫、缺钙。如果是习惯性便秘，长期造成肠胃积滞也会出现点状白。

c. 甲上皮疖像彩虹一样，有红的、紫的甚至黑的，一般是脑部有问题。如果是红、紫色，提示睡眠不好、头脑不清、多梦、脑动脉硬化；如果是紫黑色，提示头晕、头痛，甚至脑中长了肿瘤。

d. 甲上红线长在指甲上方即指尖处，也是说明脑部的问题，阴阳失调，寒热夹杂，容易失眠多梦，头脑不清，甚至头晕、头痛、神经衰弱。这个红线代表火，表示容易上火。

e. 按压指甲 3 秒，一松手马上就红，说明血液循环好，若慢则说明血液循环不好，内脏机能有问题。甲床下有小红花样微红凝滞，提示体内有肝郁气滞，乙肝患者常见环指有这种瘀滞的状况。这种人最好不要喝酒。

（四）指甲的形态

（1）标准指甲

正常指甲红润、坚韧，呈弧形，平滑有光泽，一般宽三纵四比例为最佳，代表健康。

（2）长指甲

一般宽三纵五以上的比例都属于这一种，思维能力比较好，感受性很敏感，容易凭自己的感觉和爱好做事，并长于艺术，多是脑力劳动。这种人往往身体不是很好，偏瘦弱，很容易发生呼吸系统、消化系统疾病及头晕、头痛、失眠等症状。

（3）短指甲

一般宽四长四，甚至更短。这种人实在而且实干，但是这种人心肝肺功能较差，容易患心脏病、神经痛、风湿关节痛等疾病。指甲短的人脾气比较急躁，容易与人发生争吵。

（4）硬指甲

指甲硬而脆的易折断，提示消化系统有问题或者营养不良。这种指甲表明缺乏蛋白质。

（5）软指甲

指甲软而薄，提示有慢性消耗性疾病，肝血和精力不足。

（五）指甲的半月痕

（1）什么叫半月痕

在指甲下方 1/5 处出现一条白色的半月痕迹，有些人称之为小太阳。半月痕是阴阳经交界的地方，如同跳高时的沙垫或者海绵垫，是个阴阳缓冲区。甲床下有丰富的血管，这是人们真正观察气血循环的窗口。指甲半月痕又称为健康圈，是人体精气的代表。半月痕的发育深受营养、环境、身体素质的影响。当消化吸收功能欠佳时，半月痕就会模糊、减少，甚至消失。所以，半月痕是表示人体正邪的状况和推断疾病愈后状况的一个很重要的窗口。

（2）半月痕的作用

中医认为：气不耗归于肝为血，血不耗归于肾为精，精不耗归于骨为髓。精髓、精力就是这样来的。很多人骨质疏松就是精髓不足，精力消退，这样的人很容易缺钙。半月痕是一个精力、精髓的窗口，就像看汽车的油表可以知道汽车有没有油一样。

## 八、快速手诊之青筋诊断

静脉血管，是血液经过微循环以后回流的一个通道。青筋凸起，说明血液回流受阻碍，压力增高，表现为曲张、凸起、扭曲，最后变色。这说明人的身体内的一种瘀血、瘀湿、热毒、积滞等生理废物不能排出体外，是人体内废物积滞的表现。特别是 3 ～ 5 天不排大便的人非常明显，如果一天排几次大便的话，青筋就会凹下去。经络通则不痛，痛则不通。

如果在血脉里胆固醇、血脂等废物堆积的话，就会引起高血压、心脑血管疾病；如果在我们的肠道中有废物堆积或者宿便，如毒素、细菌、黏液等，会造成大便不通；如果在经络中出现堆积，一般是痰、湿、瘀、毒的沉积，造成我们的一些痛症、炎症、肿瘤。《黄帝内经》曰:“经脉者，所以能决死生，处百病，调虚实，不可不通。”

### （一）青筋的形态和颜色

1. 形态 —— 表示积滞的程度。有的直，有的弯，刚生下来的婴儿是没有青筋的，越老青筋越多。

（1）青筋——轻。

（2）凸起——中。

（3）扭曲——重。

2. 颜色——表示毒害的程度。

（1）青色——轻。

（2）紫色——中。

（3）黑色——重。

如果青筋凸起又扭曲并且颜色发暗，说明大病将至。在手上青到哪里就是哪里的问题，要高度重视。比如：青筋在手的拇指下方大鱼际处，说明是心脏的问题，当心冠心病、心脏病；如果在中指出现青筋，说明是大脑的问题。

### （二）青筋的分布

手上青筋跟脏腑有很大关系。

（1）手背青筋

提示腰背部有积滞容易导致腰肌劳损、疲劳乏力，常见腰酸背痛，越凸起越说明腰酸背痛。腰越差的人手背青筋越多。

（2）手指青筋

指节代表人体的横结肠，手指如果有青筋，小孩提示肠胃积滞消化不良，成人反映了头部血管微循环障碍，脑血管供血不足，头部不适，严重则头晕头痛、中风。如果青筋在指根关节处，说明大脑有问题。中指指掌关节横纹有青筋凸起，扭曲、紫黑，提示脑动脉硬化，小孩则表示肠胃积滞消化不良。成人食指指掌横纹有青筋，提示容易患左侧肩周炎。小指指掌横纹有青筋，提示容易患右侧肩周炎。拇指指掌关节横纹有青筋凸起、扭曲，提示心脏冠状动脉硬化，紫黑预示冠心病发作。环指青筋，提示小孩积滞，成人内分泌失调。

（3）手掌的青筋

拇指下方大鱼际有青筋，往往出现腰腿痛和下肢风湿关节痛。腕横纹有青筋所过，说明泌尿生殖系统有问题，往往影响妇科疾病，如月经不调、湿气重、带下等。内关（腕横纹向下两寸的距离）是一个心包经所经过的地方，它对人的神志影响很大。内关有青筋，往往提示心脏方面疾病，如心肌劳损、心烦、心闷、心慌、失眠、多梦等。内关上青筋的分布也非常重要，内关青筋越靠近内关穴，则越早发生心脏方面的症状，内关青筋越凸起扭曲、紫黑，则心脏疾病症状越严重，甚至预示着心脏将要发生大病。生命线内侧有青筋，多见于肝胆功能代谢问题，容易引起口苦口干、烦躁、胸闷、肝病等。虎口生殖肿瘤线起端有青筋，女士多见于月经前后乳房胀痛。手掌出现青筋，甚至连手指节间都能见到，提示肠道有积滞宿便，其人多患有习惯性便秘、静脉血管瘤、痔疮等。手掌到处可见青紫色的青筋，表示肠胃积滞、血脂高、血液黏稠度高、血压高、血液酸性较高，血液含氧量低，容易出现头晕、头痛、疲倦乏力，身体虚弱等症状。

## 第三节　精细手诊

### 一、精细手诊之触诊篇

手感凉：主脾肾阳虚，体弱怕冷、久泻不止、水肿、臌胀、心慌、月经不调。

手感热：主心肾阴虚，烦躁上火、失眠、多梦、实热证、炎症。

手感湿：主心脾两虚，心悸怔忡、失眠多梦、食少、腹胀、大便稀溏、倦怠乏力。

手感干：主肺脾两亏，皮肤干燥，易感冒。

手感黏：主内分泌失调，特别是糖尿病患者多见。

手汗多：多为脾胃热，心火旺，精神紧张。手掌冬天怕冷，夏天热者多为血虚。

### 二、精细手诊之掌心篇

热：失眠多梦、心烦、口干口苦、咽炎、便秘、糖尿病等。

寒：脾胃虚寒、消化不良、稀便、贫血、月经不调、白带多。

软：手掌厚而有力，富有弹性，多精力充沛，体质强壮，适应力强；手掌厚而无力，弹性差，多精力不佳，疲劳乏力；手掌细薄而无力，精力衰退，体质多病。

硬：手掌肌肉硬直，缺乏弹性者，多气血瘀滞，适应力差；手掌硬直而瘦者，多消化系统功能较差，性格固执，缺乏应变能力；手掌硬而有力，多是劳力者，身体素质比较好；手掌软绵无力，多是脑力者，身体素质相对较弱。

## 三、精细手诊之 9 大手纹线

指纹终身不变，但手纹是 3 ～ 6 个月就变化。精准手诊变化的规律可用四个字来形容：沉、浮、消、长。

当人体视觉的感觉器官 —— 眼睛失去作用后，耳和手就最先去补充视觉丧失带给生命体的缺陷。手掌皮肤，除具有皮肤的一般功能外，还具有自身的特殊性，这种特殊性，使它成为精准手诊诊病首选的皮肤观察区域。世界上没有两个人的手纹是完全一致的，每只手的纹理都是独一无二的。

手掌区纹理的生成是由微循环控制的区域，由于微循环调节的不同而发生形态的变化。细胞的分解代谢会影响手掌中纹理发生局部的隆起和凹陷、延长和消失，这样，凹与凸之间就形成新的皮纹沟脊，血液循环变化不久就将信息以纹路的形式表现在手掌上，这就是能从精准手诊上看健康的道理。

### 1. 消化线

消化线从手掌的尺侧小指边伸向食指与中指之间下方，以弧形、反向抛物状呈现，以深长、明晰、红润，向下分支少为正常。

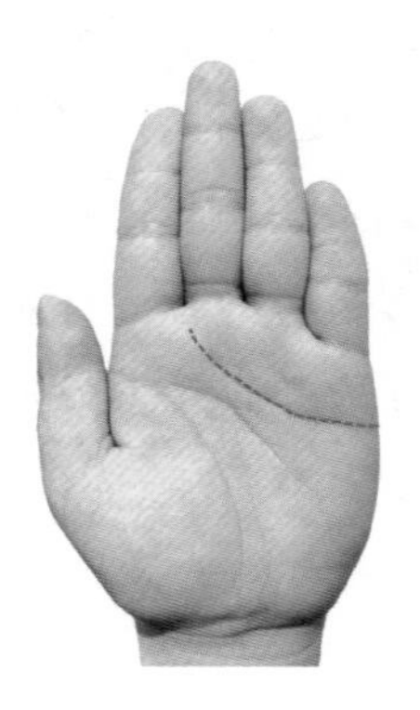

儿童消化线有 2 条，一长一短，出现智力障碍，反应迟钝，提示幼年高热，或严重传染性疾病。

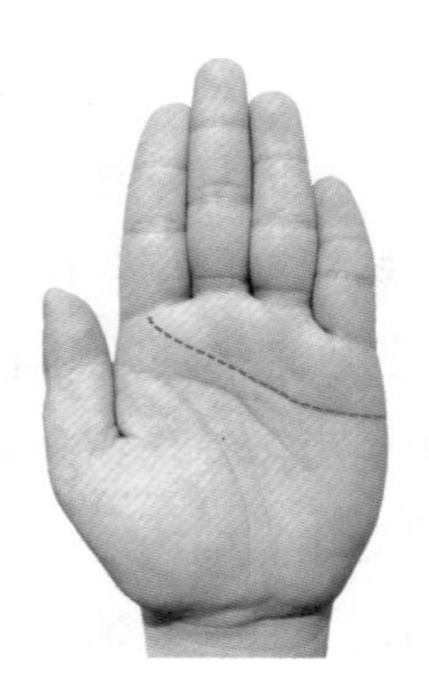

走到食指下第三关节腔下缘才终止，代表胃肠道植物神经功能紊乱。

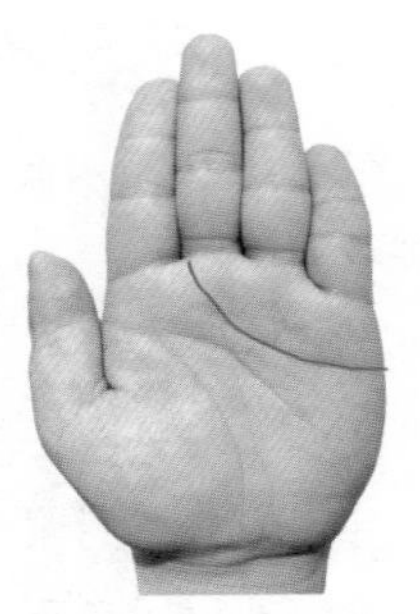

在中指下突然走向食指与中指缝内，提示自幼患胃病，并且长期消化功能差。

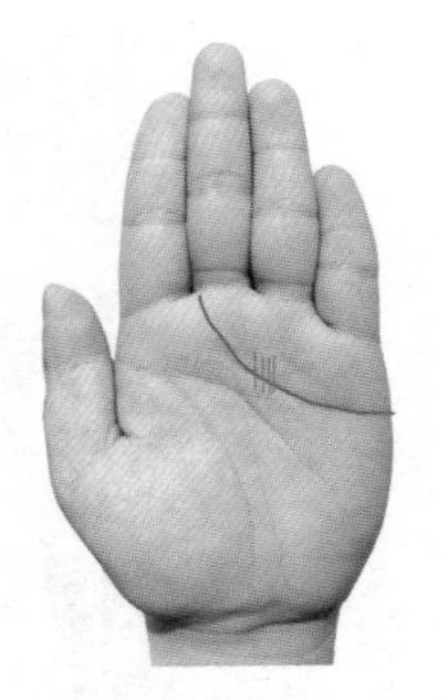

无名指到中指这一段，多反映呼吸系统功能的强弱。细竖纹，多提示慢性支气管炎、支气管扩张。

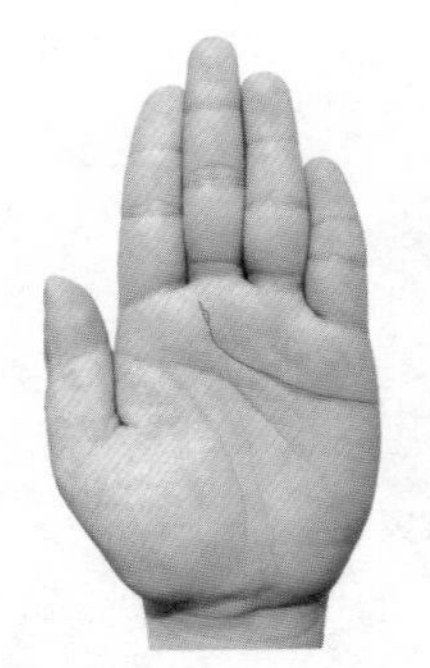

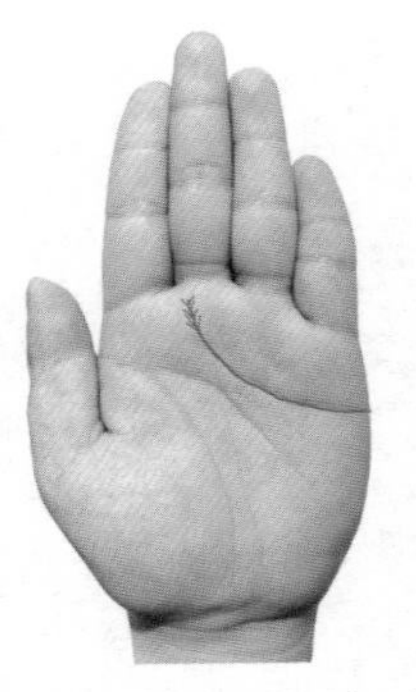

尾端出现较小的岛形纹、大量杂乱的羽毛状纹线时，提示咽炎、鼻炎。

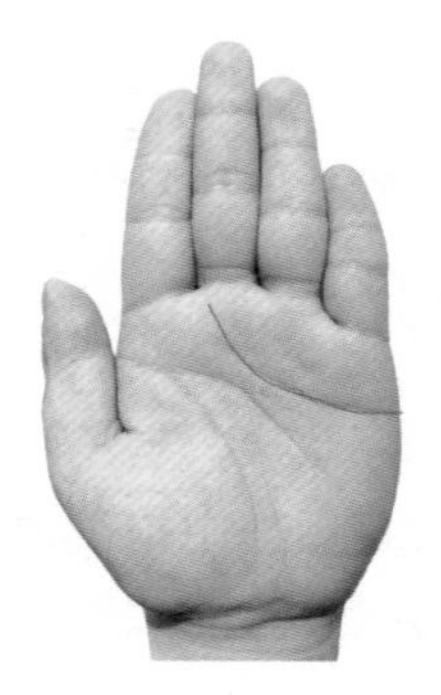

无名指下有小岛纹，提示眼及视力方面异常。

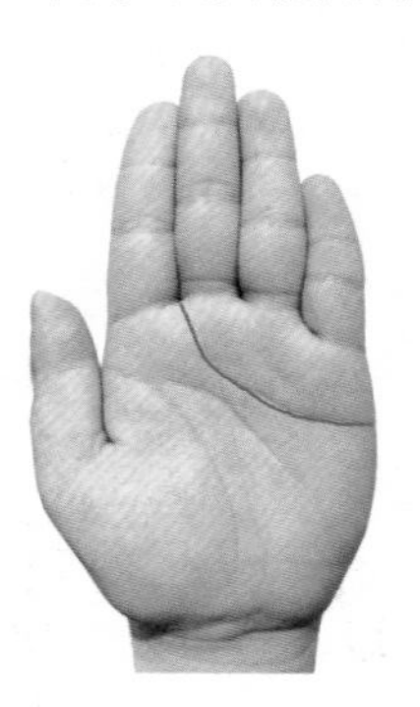

起端有岛形纹提示听力异常，一般由肾虚引起。

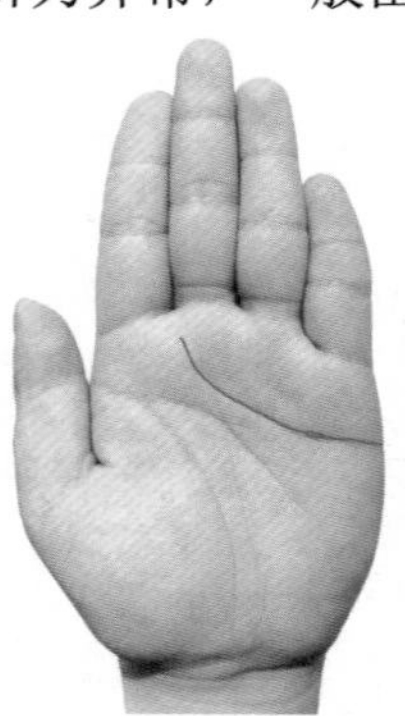

无名指和小指指缝下，消化线上出现岛形纹，提示腰肌劳损或者肾结石。

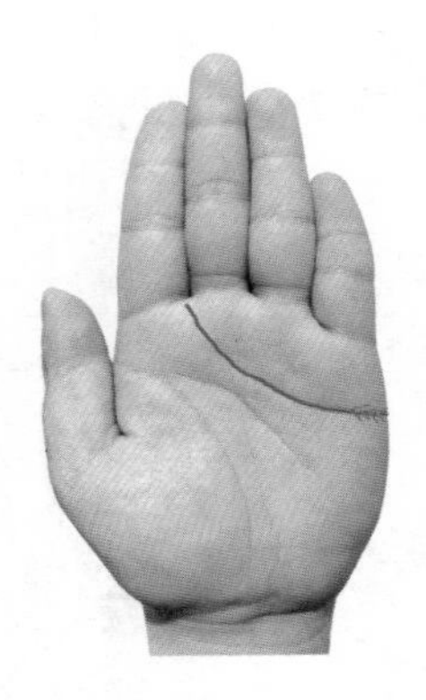

消化线起端有羽毛状纹，提示有耳鸣耳痒。

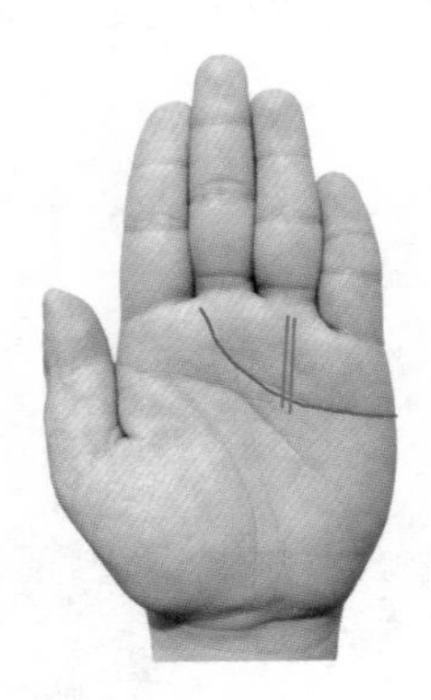

无名指下有两条竖纹切过消化线，提示血压不稳。

2. 心脑线

心脑线起于手掌桡侧，从食指掌指褶纹与拇指掌指褶纹内侧连接的 1/2 处，以抛物线状延伸至无名指中线，此线应微粗，明晰不断，略微下垂，颜色红润，近掌心末端有分支，为正常。因为心脑线与大脑及神经系统功能密切相关，所以神经系统、精神系统以及心血管系统、智力高低等都可以从心脑线上反映出来。

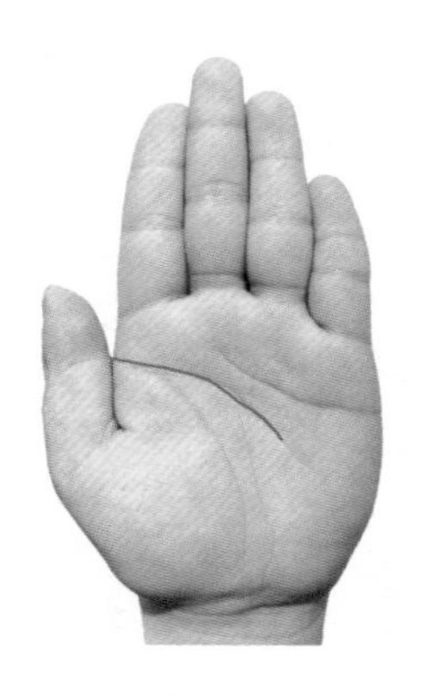

儿童心脑线断裂，心脑线起端出现较大的岛形纹，提示小时候难产对脑部造成不良影响，造成脑缺氧，表现为记忆力不好，头部常有不适感。

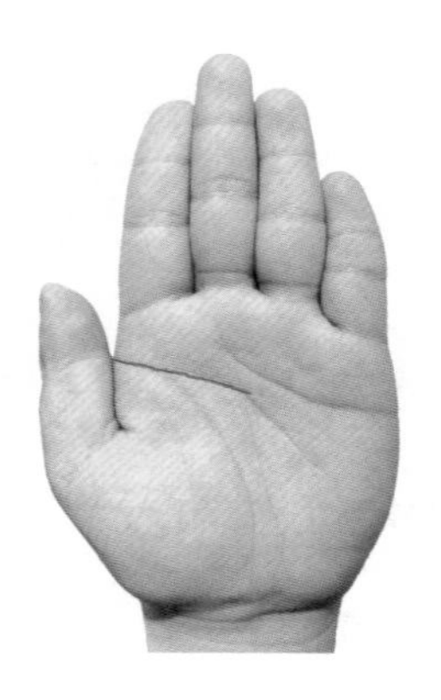

心脑线过于平直，代表头脑固执、急躁。儿童心脑线平直过短，揭示记忆力不好。青年心脑线平直过短，提示急躁，容易头痛。老年人心脑线平直过短，提示此人容易患心脑血管疾病。

冠心病患者心脑线过于平直，此人将因暴躁、固执而引起意外。

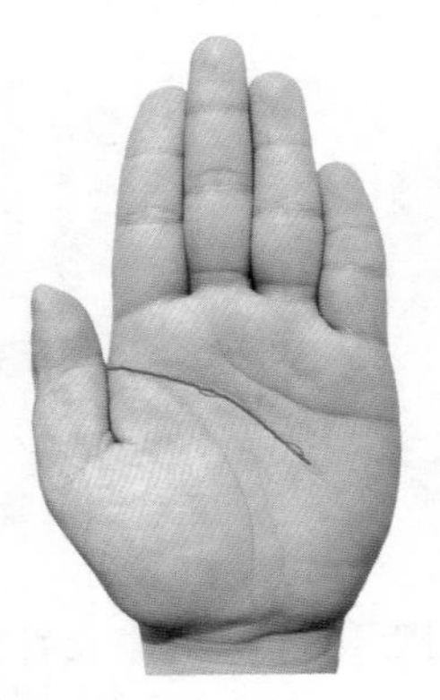

心脑线中大岛纹连接，提示有眩晕症或者梅尼埃病。

心脑线尾端的大岛纹提示有脱发、神经衰弱、梅尼埃病。

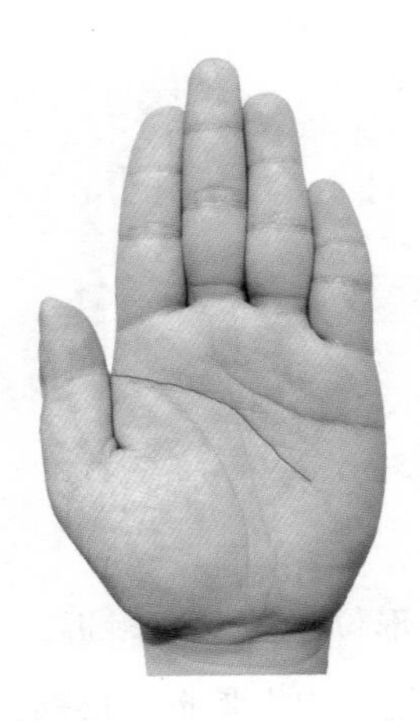

心脑线过长且浅，有零乱纹理，表示有神经衰弱、神经官能症，思虑多。

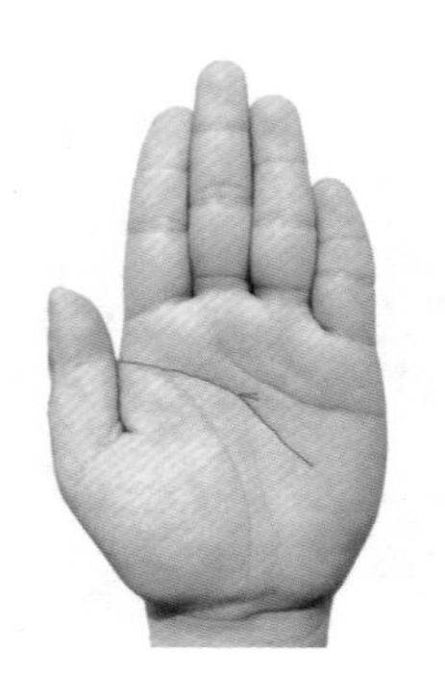

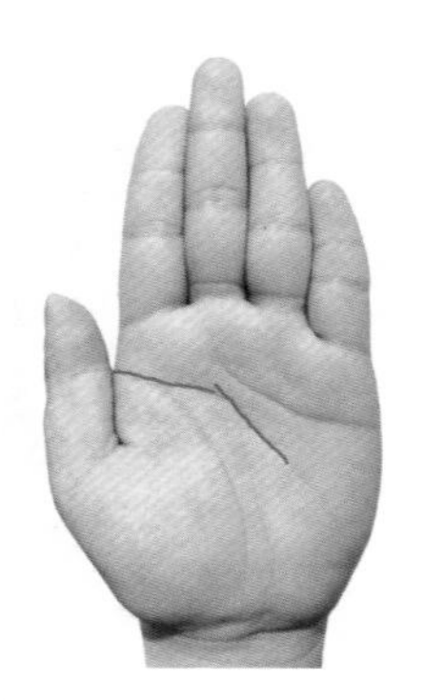

心脑线在劳宫穴附近出现中断，或者在手心部位分开两三分支，多有心脏病，或常见于风湿性心脏病。

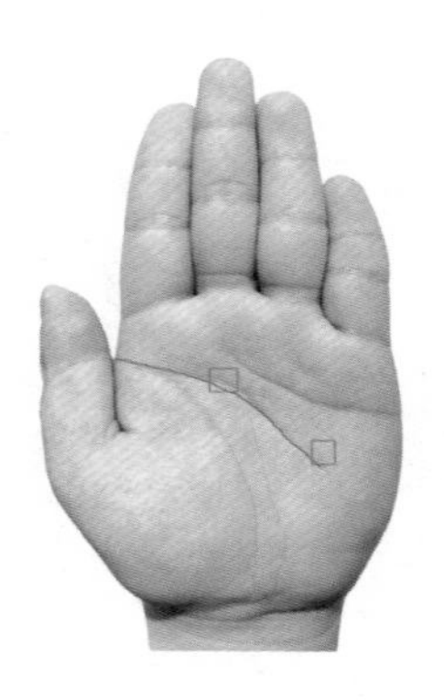

心脑线出现正方形位于劳宫穴附近，多有脑震荡病史、全麻手术，以及脊髓损伤、腰椎骨折等疾病。

方形纹在尾端，提示有过妇科手术、腹部手术或者外伤引起的肠粘连。

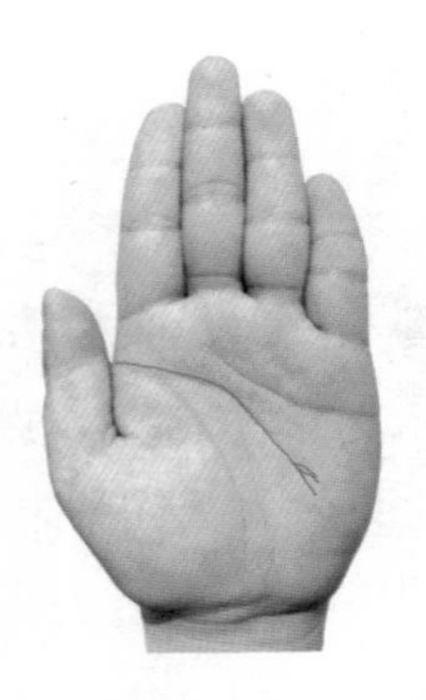

心脑线尾端有分叉，说明易患血管性头痛。

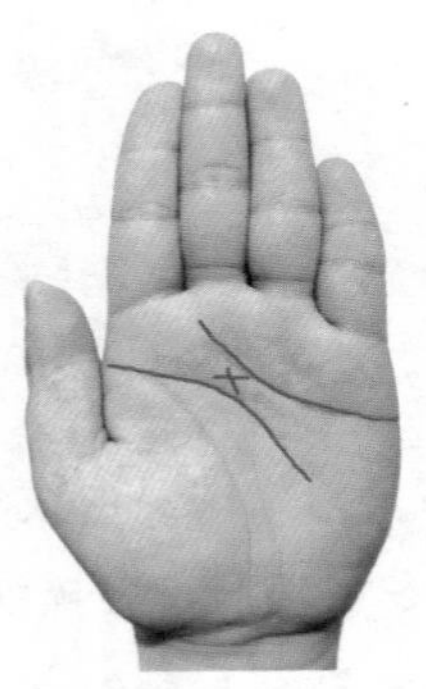

心脑线和消化线之间出现十字交叉纹，或者青色血管，提示心律不齐。

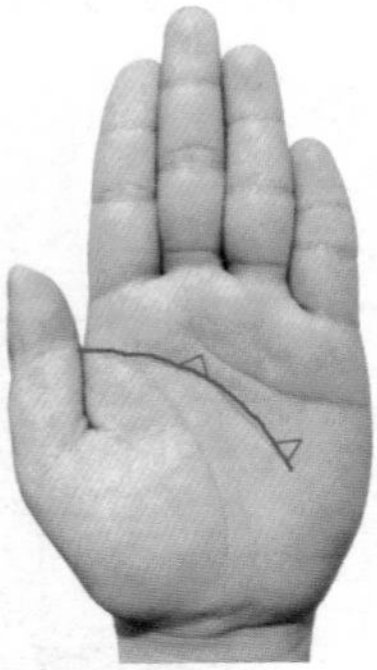

心脑线上无论哪个位置出现“△”纹，都代表容易患隐匿型冠心病。

3. 生殖肿瘤线

生殖肿瘤线起于手掌桡侧，从食指褶纹与拇指褶纹内侧连接1/2处（多数与心脑线相交），以弧形、抛物线状延伸至腕横纹，弧度不超过中指中线。此线微粗，明晰不断，颜色红润为正常。

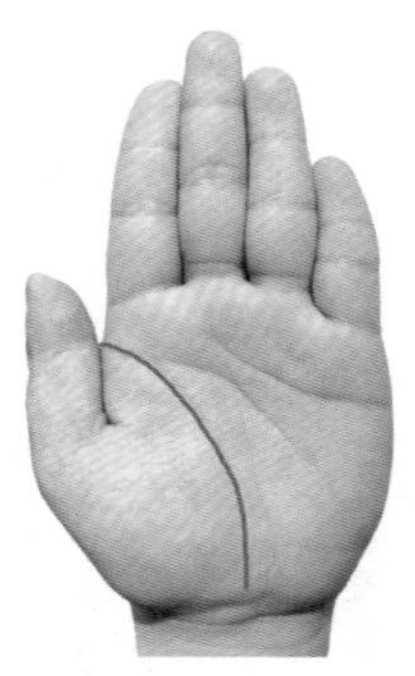

生殖肿瘤线包绕整个拇指球，形成独特的区域，一般提示人的体质、精力、能力、健康状况及疾病情况。

儿童生殖肿瘤线起点部分呈锁链状，提示儿童呼吸系统功能薄弱，易受病菌感染而患呼吸道疾病。

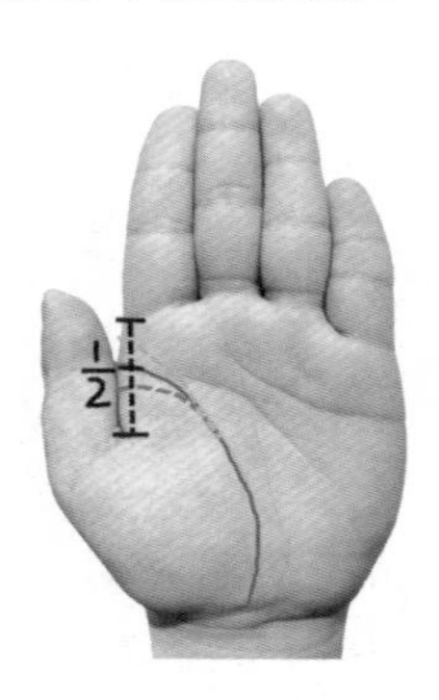


生殖肿瘤线：起点分高低、三大岛纹、五大断裂。

起点偏高者，胆气阳刚，肝木偏旺，身体基本健康，多为肝木克脾土，或胆囊炎。

起点偏低者，精力不足，脾土虚弱，易患低血压，体质免疫力差。

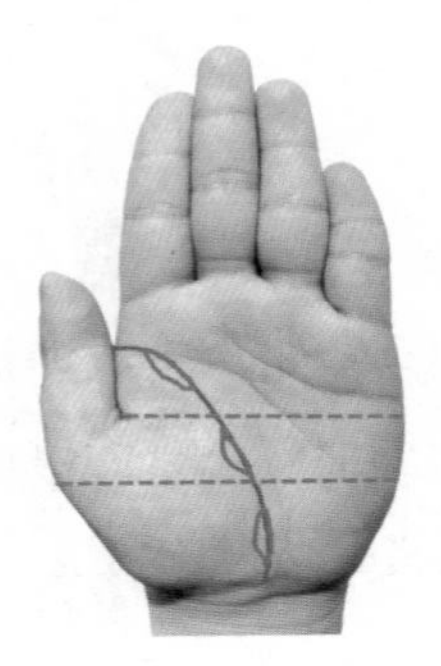

生殖肿瘤线的岛纹分别代表肝囊肿、脾囊肿、腰腿疼痛。

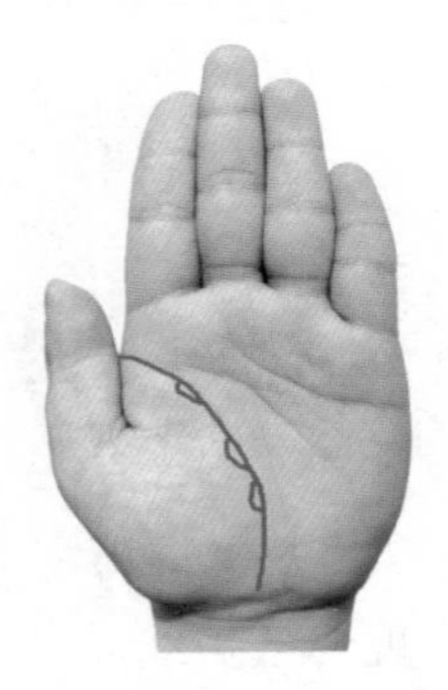

生殖肿瘤线上有岛纹，比在其他线上出现岛纹更容易患肿瘤。只要生殖肿瘤线能从岛纹穿过向下延续，将有病愈的可能。

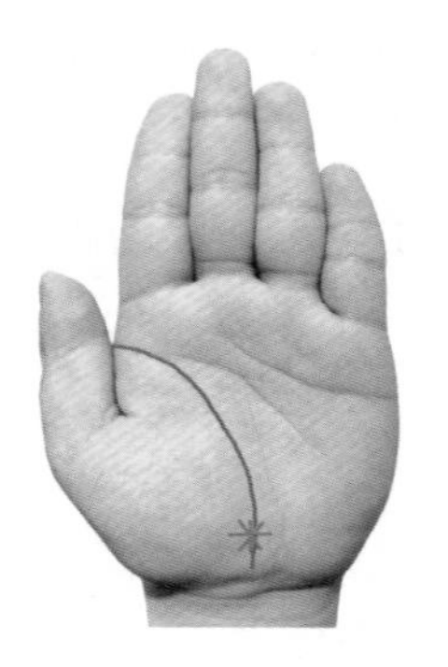

生殖肿瘤线尾端出现“米”字纹，提示心脏有瘀血，易出现心绞痛，并且有发生脑血管意外的可能。只要生殖肿瘤线向下穿过并且延伸，说明将有病愈的可能。

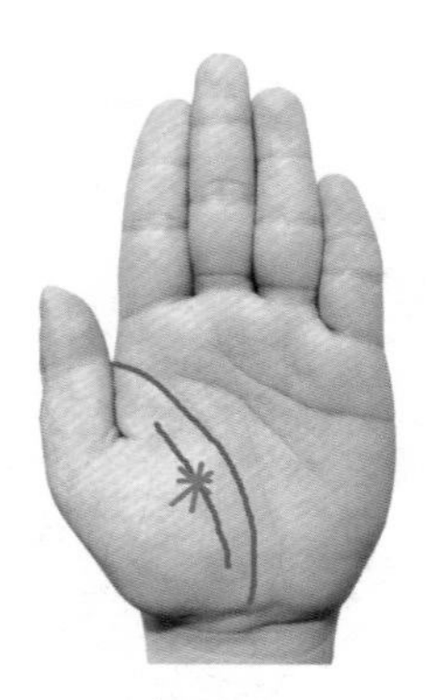

生殖肿瘤线内侧出现一条护线，多为肠道功能失调，便秘或腹泻的表象，多数为便秘。如果护线上出现“米”字纹，多提示肠炎。

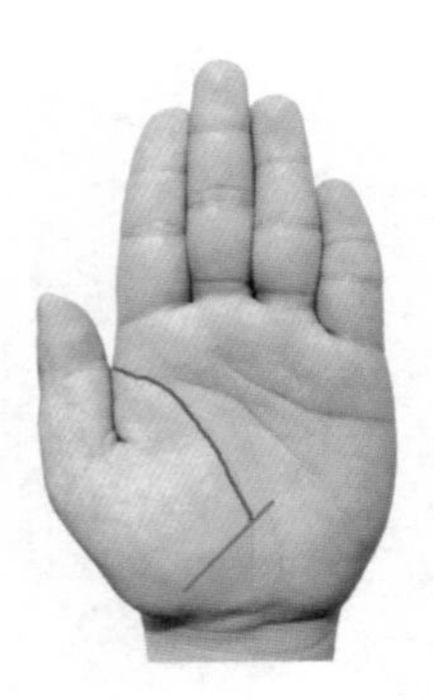

生殖肿瘤线下段被杂纹切断，代表女性卵巢障碍。

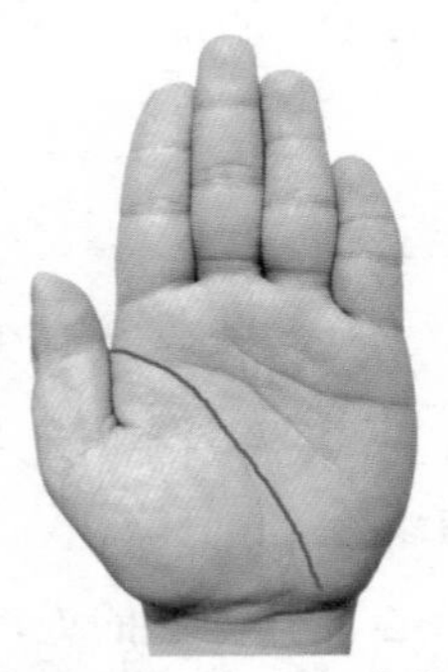

生殖肿瘤线尾端流向掌根，一部分代表易患高血压。

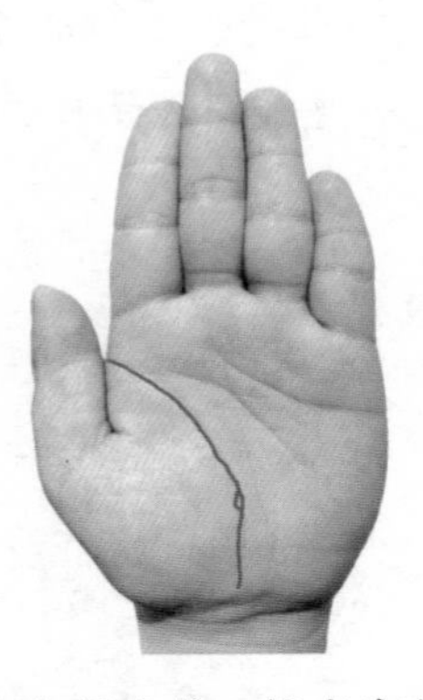

生殖肿瘤线中下段出现岛纹，代表容易患肾结石或者腰痛。

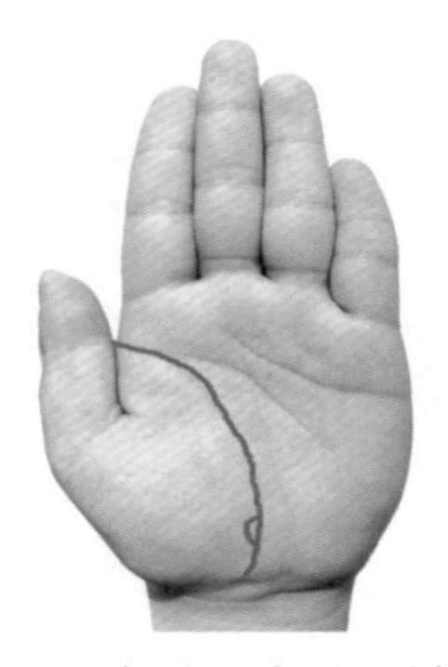

生殖肿瘤线下段出现岛纹，提示男性容易患前列腺肥大、前列腺增生，女性容易患子宫肌瘤。

4. 健康线

健康线起于大、小鱼际交界处（以不接触生殖肿瘤线为原则），长短不一，一般手上无此线为好。此线是观察重病发生、发展的一条非常重要的线。

这条线大多见于劳心、身体弱的人，在身体状况较差的时候此线会加深，待到健康恢复又变浅。有健康线反而不健康，特别是肝肾功能较差、慢性呼吸系统病患者常出现明显的健康线。健康线没切入生殖肿瘤线时表示和大病无关。

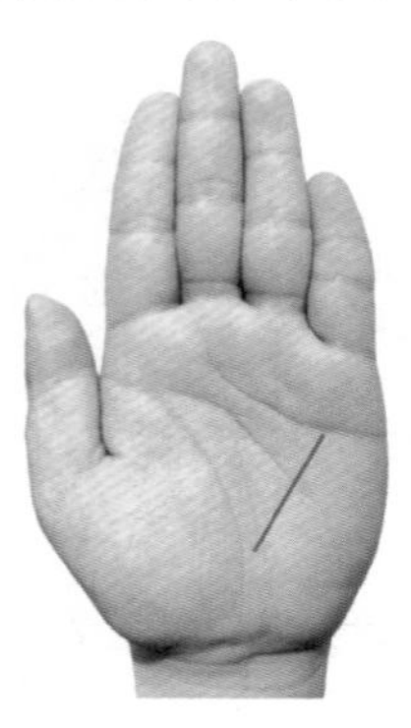

儿童的健康线切入生殖肿瘤线，大多体质虚弱，时常感冒发烧，容易感染流感、传染类疾病。

刚出生的婴儿手上有健康线，与家族中有人患慢性消化系统或者呼吸系统疾病有关，儿童也会抵抗力低下，容易患病，经常会出现消化不良或者感冒。

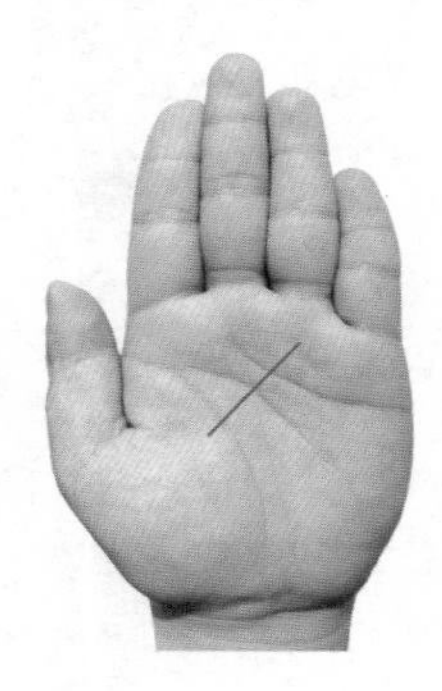

说明小时候患过脑炎。

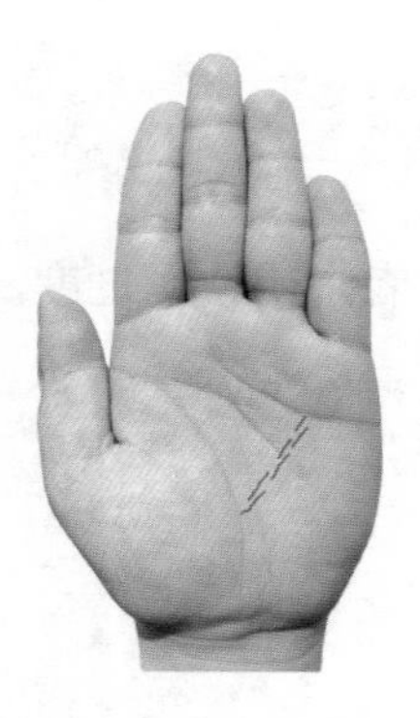

健康线断断续续，说明脾胃功能差。

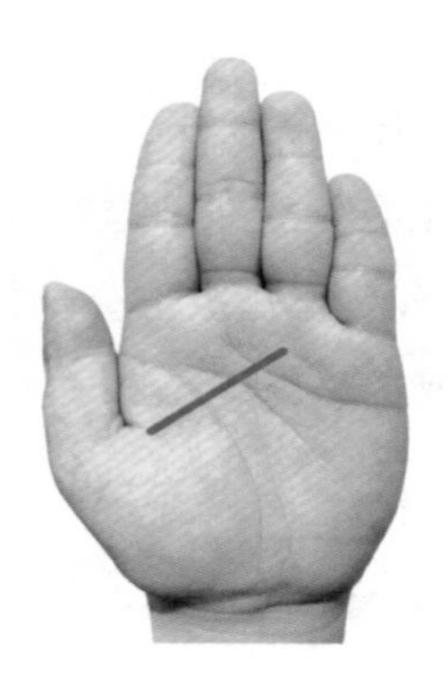

提示更年期综合征。

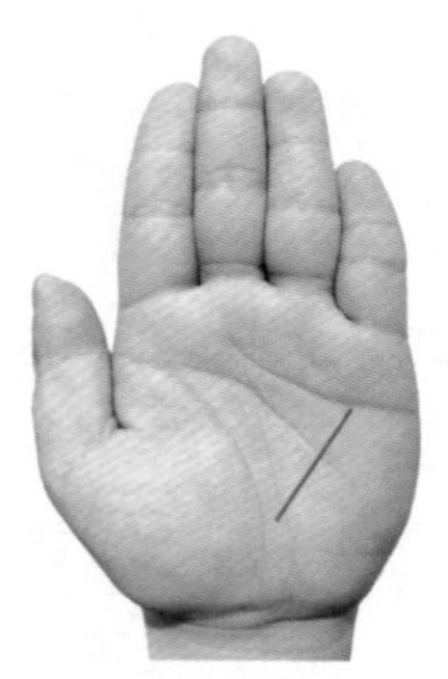

健康线出现，手红者说明饮酒过度，手青者说明抽烟过度，手无色则是性生活过度。

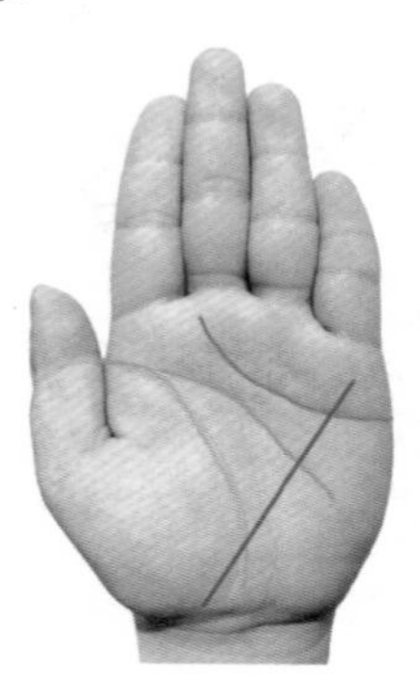

健康线连接消化线、心脑线、生殖肿瘤线，并且纹路比较深，比较直，深度与生殖肿瘤线一样，提示大病，重点考虑乳腺癌、肺癌、肝癌、胃癌等。具体参照六个维度手诊更精准。

5. 天柱线

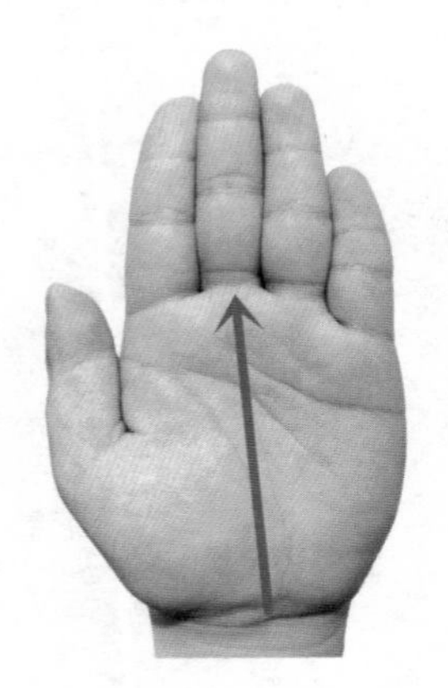

天柱线位于坎位，向上通过掌心，直达中指下方的线。此线不能太粗，要细而浅，笔直而上，颜色红润为好。

此线并非健康之兆，其线越长（连到中指下），健康状况越不好，主要表现为青少年时期身体差。线短则代表出现线的时期体质有所下降，现已痊愈。

代表慢性病主要是心肺功能减退，有些身体感觉良好的人出现此线，提示晚年有心血管方面的疾病。

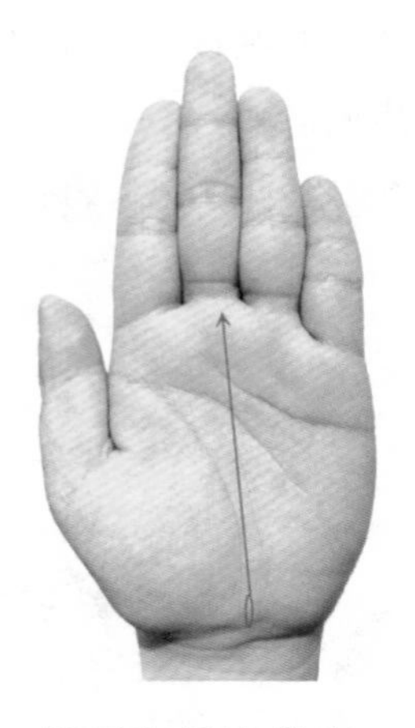

起端出现岛形纹，提示容易患痔疮。

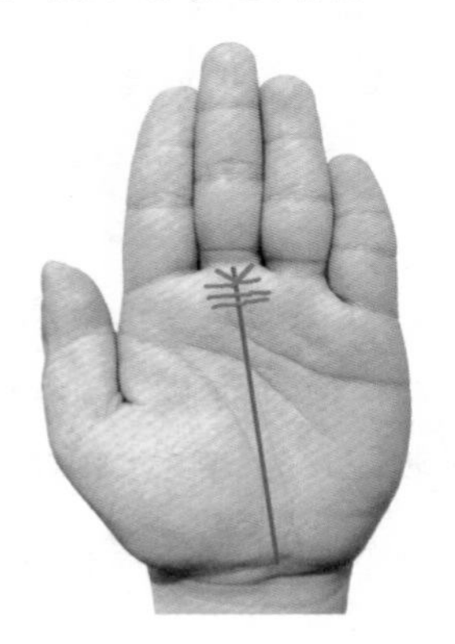

天柱线末端中指下有分叉，提示易患肺心病。

6. 血糖线

血糖线位于小鱼际，距腕横纹1～2厘米处，是一条横短线。一般人少见。

血糖线出现多提示生活不规律，长期熬夜，体力过度消耗，性生活过度，嗜酒，长期服安眠药、麻醉品，长期上夜班。

糖尿病遗传，父母有糖尿病，刚出生的婴儿手上就可能有这条线。此线在糖尿病的遗传规律上，还有隔代的特点。

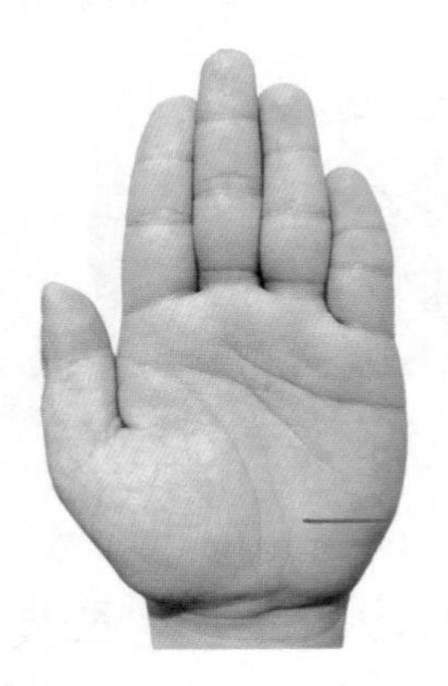

肥胖的人手上一般有一条笔直的血糖线。

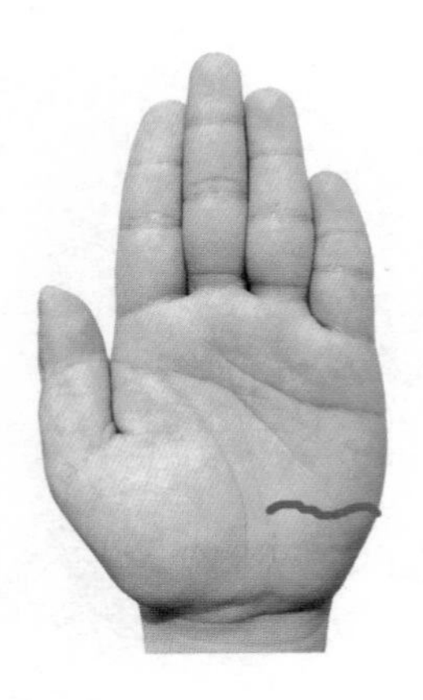

弯弯曲曲的血糖线提示生活不规律。

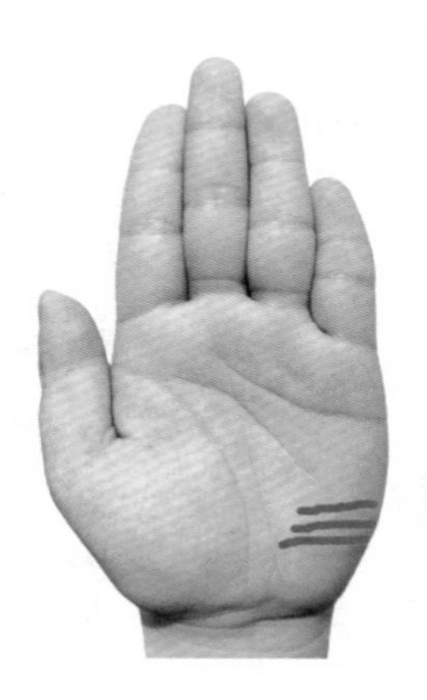

有 2 ～ 3 条血糖线，加上手掌发紫、发红，提示易患糖尿病，应积极预防。

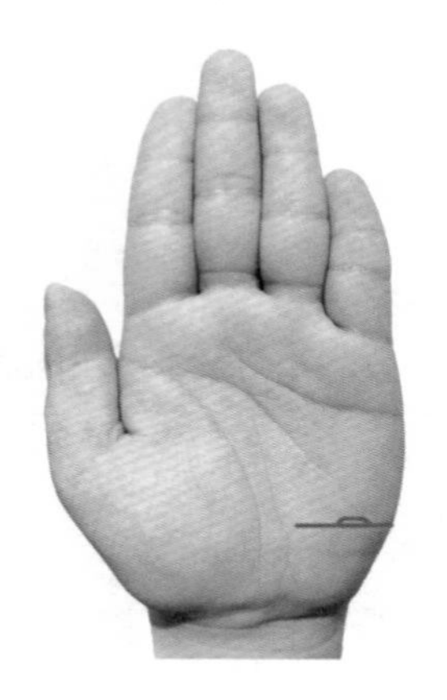

血糖线上出现岛纹，提示应节制房事。

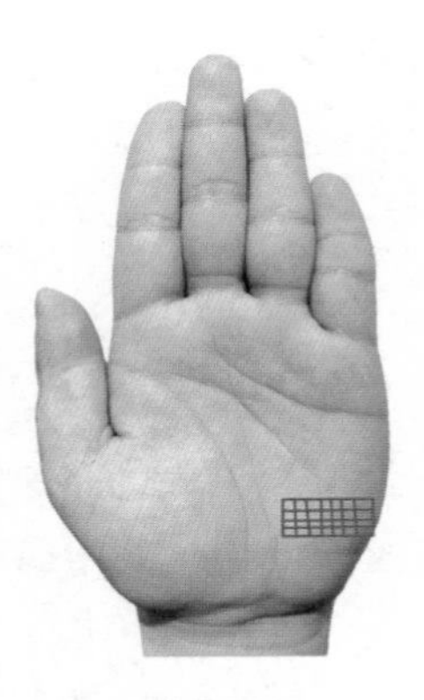

血糖线上出现网状纹，提示女性月经不调，男性易出现肾虚腰痛。

7. 过敏线

过敏线起于食指与中指指缝间，以弧形延伸到无名指与小指指缝间。有这条线的人多为过敏体质。近几年有这条线的人增多，证明由于药品、空气污染，使过敏体质的人增多了。

夫妻双方手上均有过敏线，一定要检查精子和卵子的抗体。

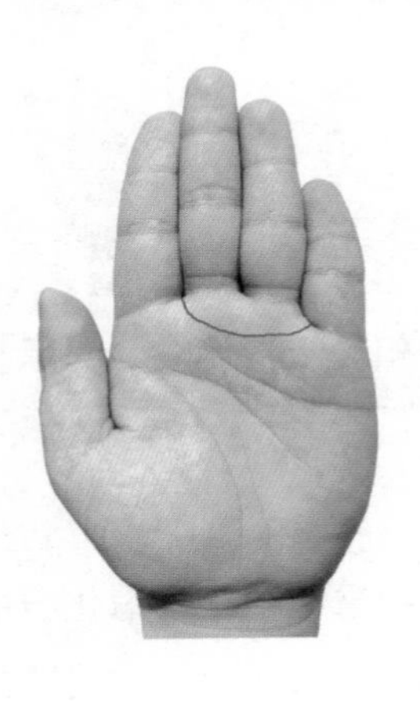

此类过敏线提示体弱多病。

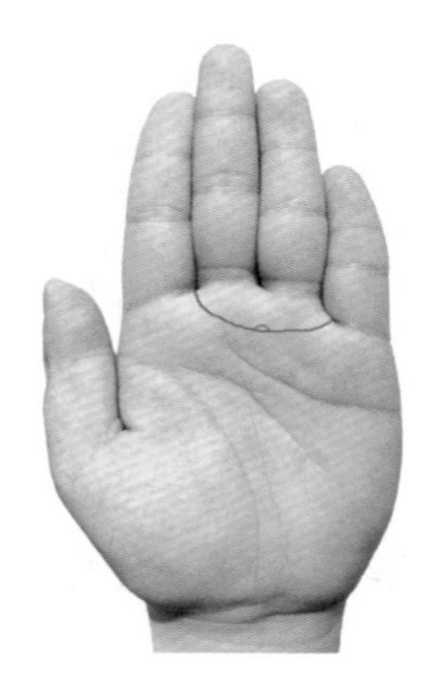

过敏线上有岛纹，提示易患甲亢或者肿瘤。

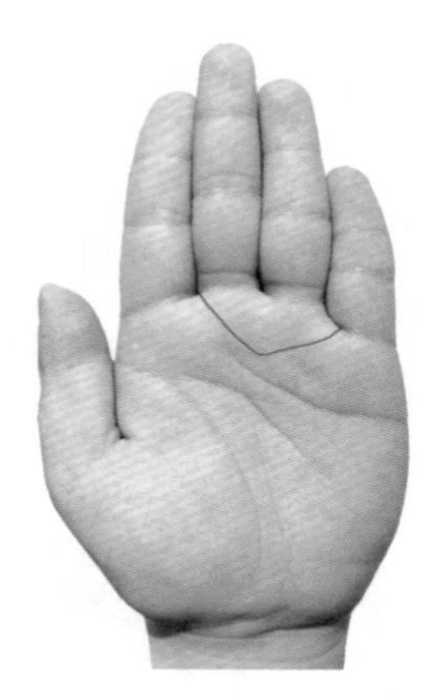

过敏线向下怒张相交于消化线，提示易患肺结核。

8. 消化复线

消化复线位于小指掌指褶纹与消化线中间。

消化复线短是指线长度约为小指根的二分之一。多数人有两三条短的消化复线，该线深平直、明晰不断、颜色浅红者，为泌尿生殖功能正常。

消化复线延长，此类人多嗜酒或者不能饮酒，一饮就醉，而且这类人肝脏对酒精的解毒能力下降，易患酒精中毒型肝硬化。接触毒品，或者患有慢性肝炎、肝受伤的人也有这条线。

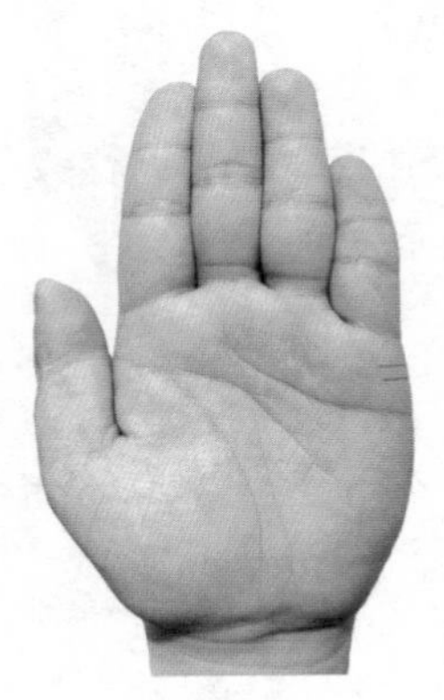

消化复线短且只有一条或者没有的，女性多为子宫发育不良，男性多为少精症或者无精症、阳痿等。

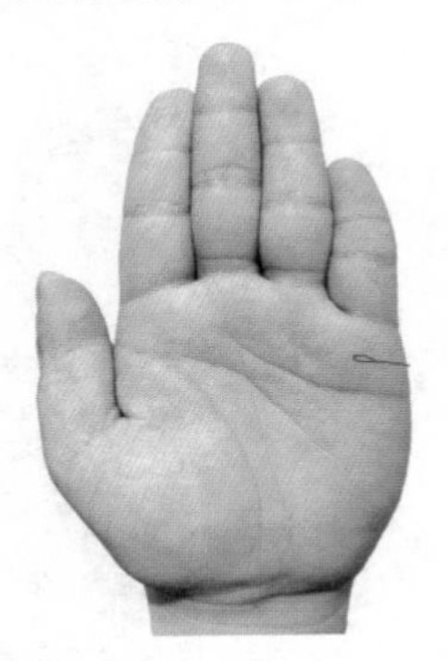

消化复线尾端出现岛纹，提示女性尿路感染，男性前列腺增生。

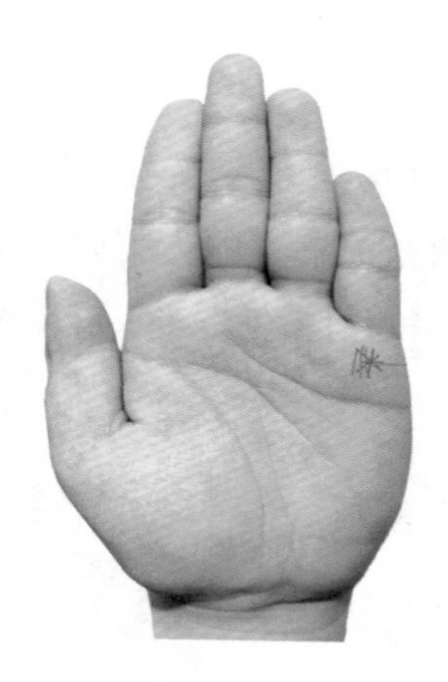

消化复线出现“米”字纹或者大量的杂纹，提示肾炎或者前列腺炎。

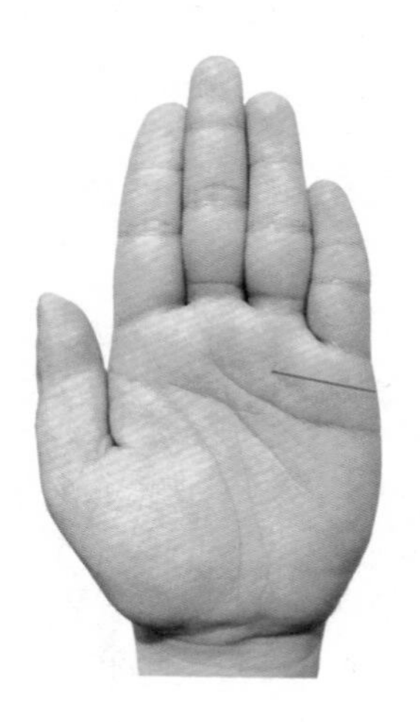

消化复线长直且向无名指下方延伸，表示患有前列腺炎或者肾炎，或者听力下降引起的耳鸣。

消化复线粗大且深刻的，提示孩子性早熟。

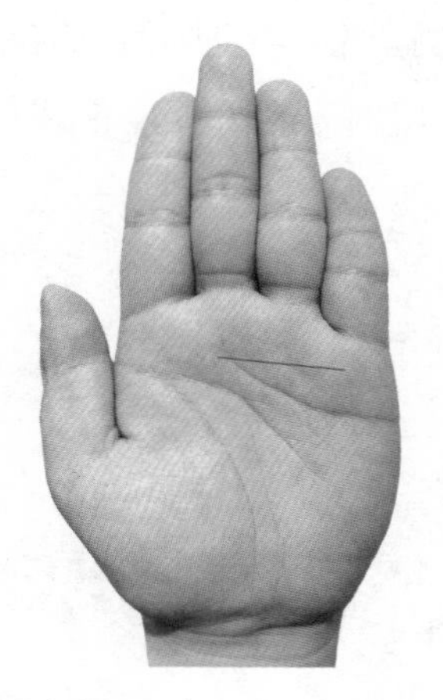

消化复线延长到中指下边与消化线相交，提示易患痛风或者关节炎。

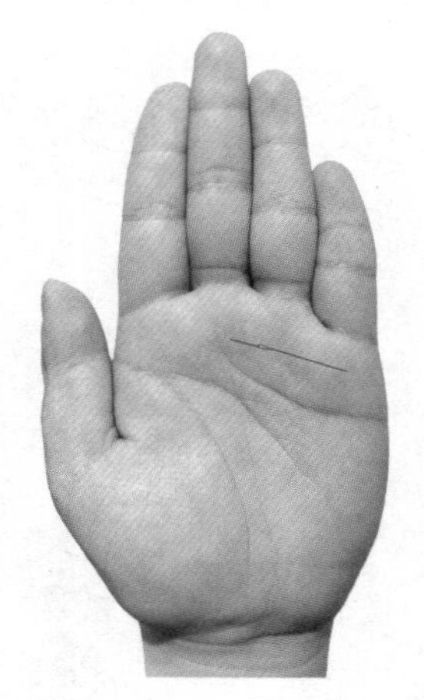

消化复线出现岛纹，提示肝脏正在发生慢性病，考虑肝血管瘤。

### 9. 延长心脑线

延长心脑线的变异，一直延伸到手掌尺侧。

先天性风疹、白血病和唐氏综合征患者此线较多，以及许多发育迟缓、学习不好、行为有些异常的孩子中此线比较常见。肝癌、血液病、牛皮癣的患者手上，也常见此线。部分是后天形成的。

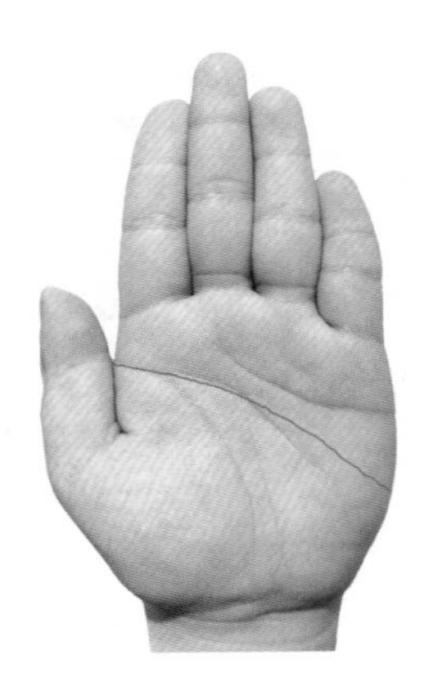

女性手上出现这条线，提示乳腺增生。

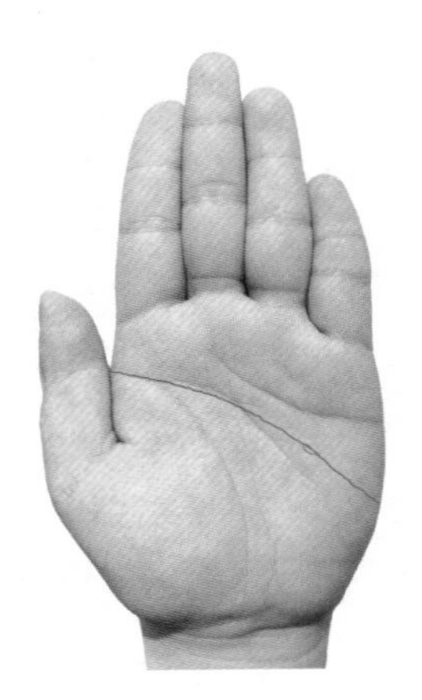

左手出现心脑线延长，提示易患肿瘤，属于家族遗传，如果有岛纹意义更大，结合其他维度诊断。

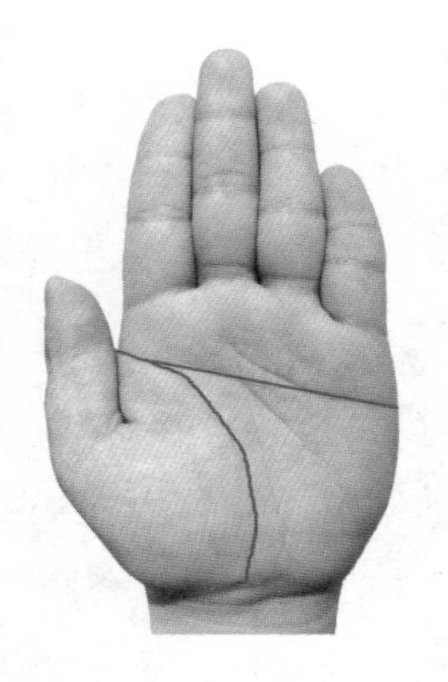

通贯掌，遗传性极强，体质、智力、寿命、疾病的发展状况多有遗传性，与父母接近，易头痛。

## 四、精细手诊之四大问诊技巧

第一，通过手形，如何问诊家族疾病。

第二，通过纹路，如何问潜在疾病。

第三，通过特殊标志、纹路等，如何问既往史。

第四，通过纹路，如何问夫妻家庭关系。

**常见的 11 种异常纹，精准地问出健康**

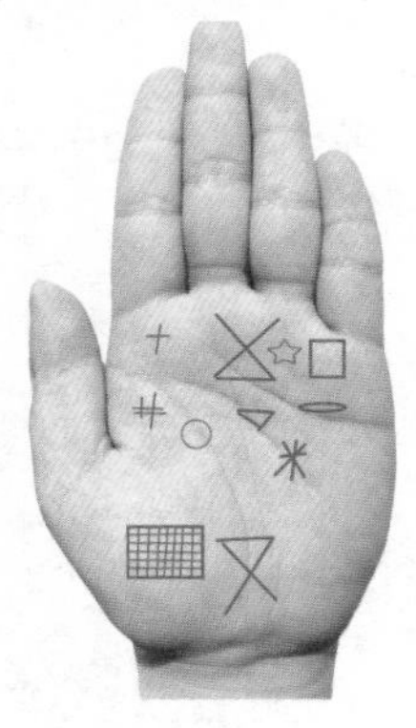

（一）“十”字纹

在纹线中央出现的含义比单独出现大，正“十”字的含义比斜“十”字的含义大。“十”字纹表明某脏器功能失调，某部发生炎症。较之“米”字纹，“十”字纹预示病情较轻，病程较短，而且处于早期，提示疾病将痊愈。

“十”字纹出现的部位不同代表疾病的部位不同，在生殖肿瘤线的末端出现提示体力减退，在心脑线处出现要防止突发性疾病发生。“十”字纹呈深红色，表示疾病正在发生。

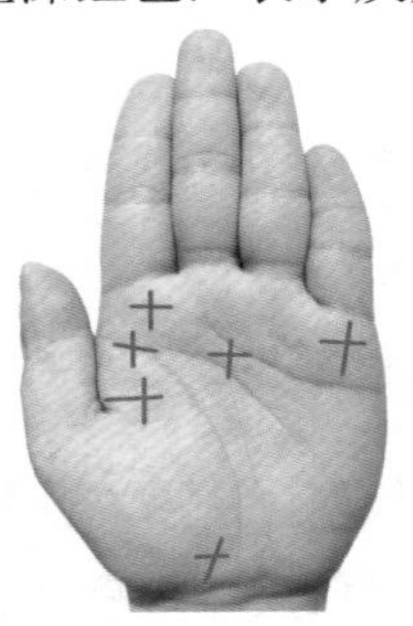

（二）“井”字纹

“井”字纹是由四条短的褶纹构成的形如“井”字的形状。这种纹会向“米”字纹发展，或发展成“井”字纹、“米”字纹并存。

“井”字纹与慢性炎症有关，它表明炎症时间长，变化缓慢，不发生实质性变化，如出现在胆区，提示有炎症无结石。

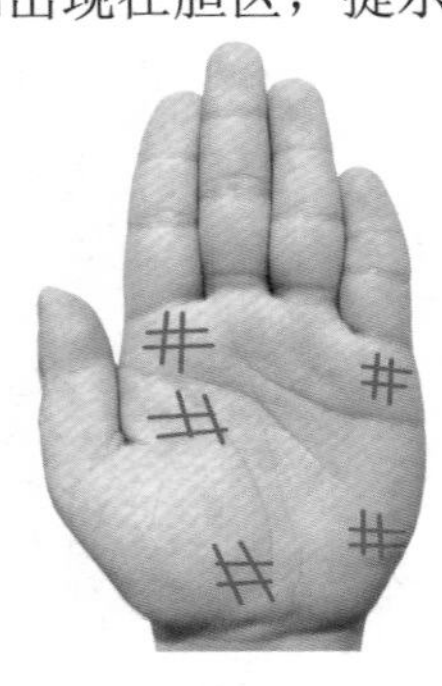

（三）“米”字纹

“米”字纹表明某脏器出现气滞血瘀现象，出现在胆区，预示胆结石；出现在心区，提示将发生心绞痛，病程较长，病情较重。

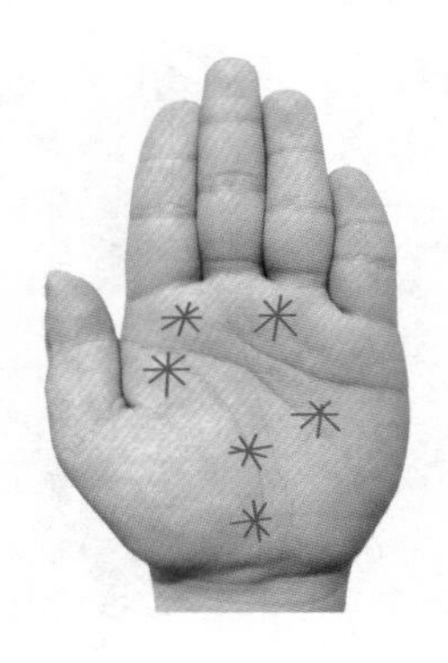

（四）“△”纹

“△”纹表明相关疾病比“井”字纹轻，比“十”字纹重，可向“米”字纹发展。独立的“△”纹比在各主线上形成的“△”纹的意义大，横过主线的“△”纹为疾病的征兆，提示相关脏器有功能障碍。

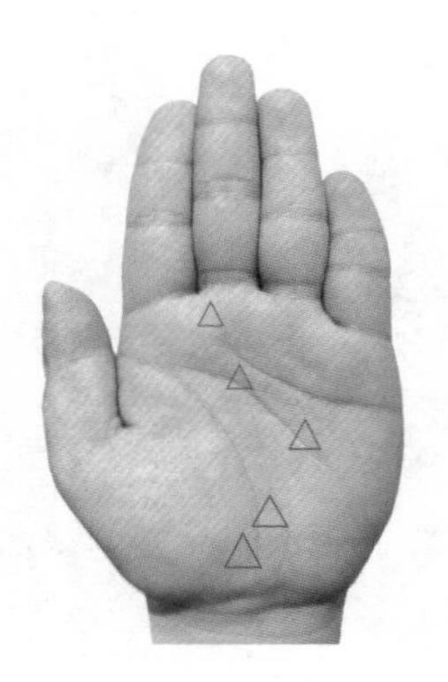

（五）“□”纹

“□”纹为各种瘢痕（手术、外伤等诸因素所致）的掌纹表现，有保护和增强各丘区所提示的疾病向健康良好方面发展的功能。

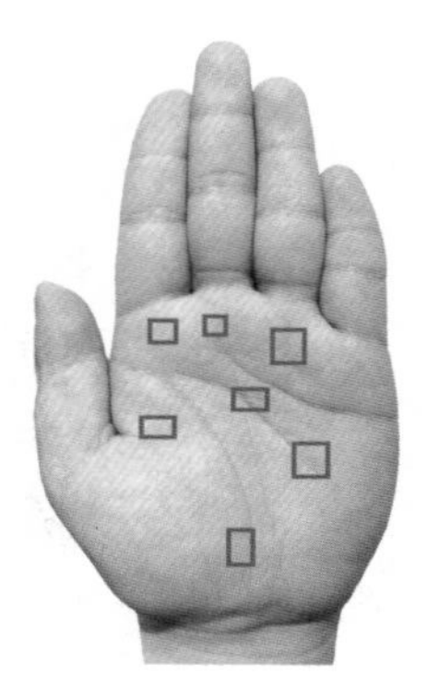

（六）网格纹

网格纹代表多次严重手术，而且往往提示陈旧性的疾病形成了慢性炎症，发展过程比较缓慢。

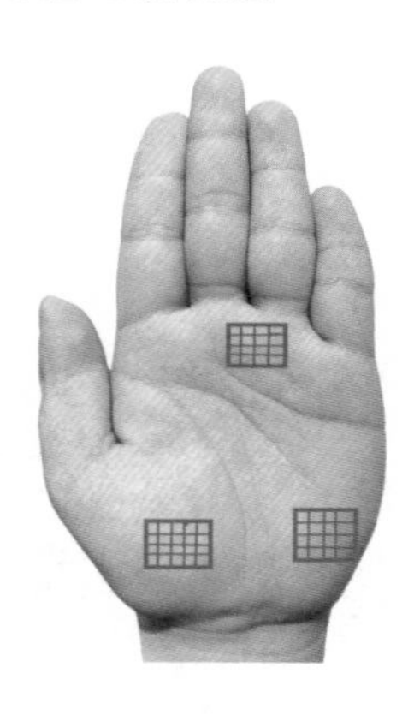

（七）叉形纹

叉形纹如同“叉”字，叉头向上是好的现象，向下是不好的现象，出现在各丘区代表疾病的病程转归。

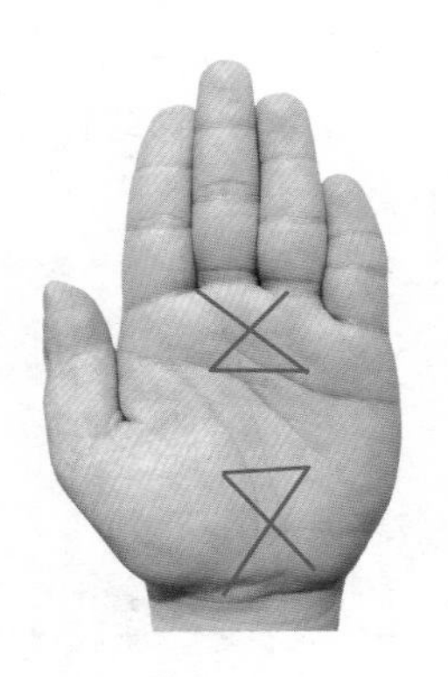

（八）“☆”形纹

由多条褶纹交叉组成的“☆”纹较少见，出现在生殖肿瘤线、消化复线上，提示易患突发性疾病，如癫狂病、缺血性脑血管意外，一般在五六十岁时出现偏瘫的概率较高；但预后情况较好，死亡率低。

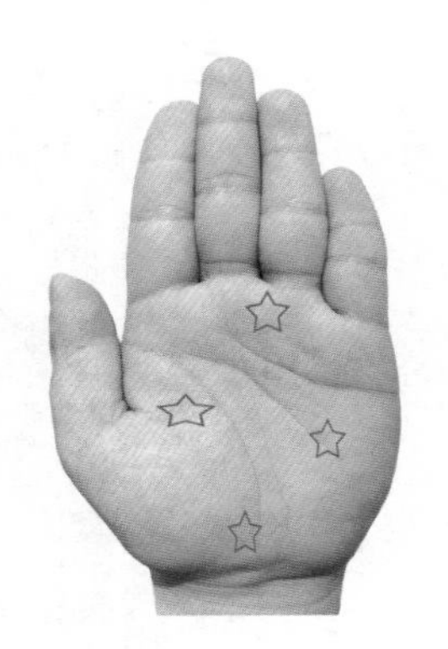

（九）岛形纹

岛形纹范围可大可小，可独立，可连续，可相套，需仔细辨别。

岛形纹在主线上多为恶兆，提示相关脏器功能障碍，可能有炎症肿块或肿瘤向恶性发展。岛纹越小越有意义，过大则预示所在区域代表的脏器虚弱。

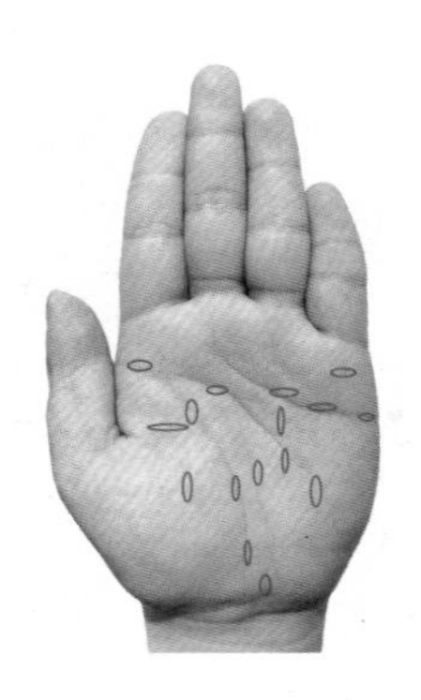

（十）斑状纹

斑状纹如形状深过平面，周围高起、颜色暗，或者发黑，常在主线上出现。此纹出现在主线上多为不好征兆，提示脏器功能严重不足，可能有溃疡、息肉等。斑状纹越大越黑，意义越大。

（十一）环形纹

形如“○”状的异常纹，中间多有杂纹，需要总体看才能发现，比较少见。环形纹和外伤有关，受到重伤一般手上会留下环形纹。

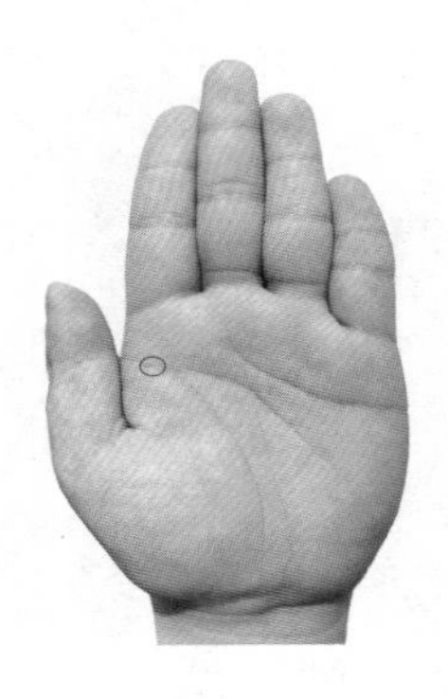

（十二）混合纹

混合纹以深为有意义。

有的人手上可能12种异常纹并存，也有可能只有一两种，但真正在临床上多见的，是这前8种纹的混合存在，互相交错，互相粘连，互相套合，如环形纹中有“米”及“井”字纹，岛纹中有“米”字纹、“十”字纹，方形纹中有“十”字纹。观察时要仔细，分清主次。分清主次的办法是：六个维度和参，取整体不取局部，取深不取浅，取大不取小，重在看消长趋势。因为纹显而清晰者，病已形成不易痊愈；深而细微者，病刚犯体，患者尚无自觉症状。有些纹理由清晰变浅淡，近于消失，表明旧疾对身体的损害正在消失，仅提示过去患过某些病。纹理由浅淡变清晰，异常纹增多、变长、变深，均说明疾病正在发展，不可不防。如在心脏区看到“十”字纹，周围有杂纹生成时，应想到“十”字纹将发展成“米”字纹，结合六个维度的诊断，会向心绞痛发展。

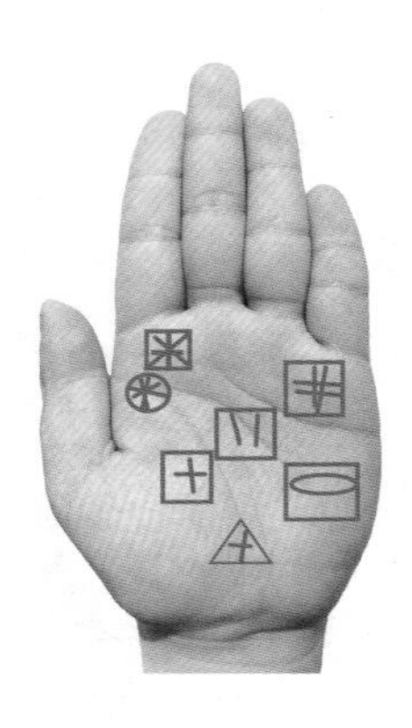

## 五、精细手诊之脏腑定位

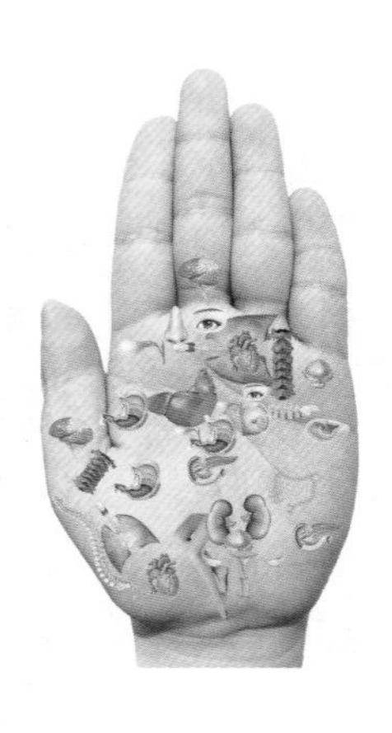

## 六、精细手诊之手掌与指掌色泽

### （一）指掌对比

1. 全手掌的色泽对比手腕的色泽，掌色越红则血液黏稠度越大，甚则血脂偏高。经济条件好的人很多是朱砂掌，因为吃得太好了，天天大鱼大肉，实际上是血液黏稠度高。手掌越红，说明这个人越容易疲倦。

2. 手指头对比手掌，手指头颜色越偏红，则越是疲劳乏力，代表上热下寒，上面火气比较大，下面腰酸膝软。一般来说，这种人阴阳失调，更加容易疲倦。

3. 手指头对比手指节，指节间颜色偏暗，内有青筋，则是消化系统的问题，多是积滞。

### （二）手掌色泽

#### 1. 望色

（1）白色　全掌色白多表示寒证、虚证，局部白色异常多表示对应脏腑炎症。

（2）黄色　表示湿证、慢性炎症。

（3）红色　全掌偏红，表示气血循环瘀滞；局部鲜红点，表示脏器正在出血。

（4）棕色　表示止血、手术切口愈合情况。

（5）青色 全掌提示气血凝滞，局部提示痛证。

（6）黑色 没有光泽，这种黑不是黑人的黑，黑人的皮肤是黑得发亮。黑色表示曾经患过重病、长期服药等。老人黑斑表示生理性的衰老。指头黑提示大病将至，要结合六个维度的手诊参照。当全掌晦暗没有光泽的时候，手掌全息定位上发现黑色、凸起、边缘不清楚的斑点时，就要考虑癌症的病变。很多化疗、放疗的病人，手掌一定是暗淡无光泽的。如果整个手掌暗淡无光，再看局部，发现有凸起的、边缘模糊不清的黑色斑点时，在哪个地方就表明是哪个部位引起的癌症。如果手掌红，局部有模糊不清的黑斑，应该尽快诊治。

### 2. 望气

皮肤明亮有光泽，有通透感，红润，称之为有“气”；晦暗枯槁者，称之为无“气”。气色鲜明、光润，病轻，易治，身体容易康复，反之则疾病缠身，久病难愈。

### 3. 色泽的变化

手掌红润通透，就好像天高云淡，一般代表健康。如果黑、红、白好像在皮肤深处，一般是有慢性疾病；皮肤比较薄、光滑、发亮，提示内脏功能比较虚弱；如果皮肤厚，纹理比较粗壮，说明内脏纹理也增厚老化了。气色比较淡说明身体的正气比较虚，气色比较重就说明邪气比较重。如果气色不断扩散，说明病情也在不断扩散加重。

### 4. 肌肉的弹性

手掌肌肉理想的是软硬适中，厚薄适中，红润有光泽，通透。如果太软薄，说明精力不足，容易生病；太硬说明体内积滞比较多，气血不是很通；如果又硬又瘦，说明消化系统不是很好。小鱼际肉少的人，一般是慢性结肠炎，肠胃功能不好。如果手掌上某个区域的肌肉皮肤比较凹，一般表示脏腑萎缩，功能在减退；如果是凸起，说明内面增生了。

## 七、精细手诊之 64 种疾病分病诊断

### 1. 肿瘤

肿瘤是机体在各种致病因素的作用下，局部组织的细胞异常增生形成的新生物，这种新生物常表现为局部的肿块。

正常的细胞一旦变成肿瘤细胞之后，其组织的结构、细胞的形状与正常的细胞差别很大，代谢旺盛，生长速度快，呈相对无止性生长，其功能也不具有正常组织、细胞的功能。当致瘤的因素消除之后，肿瘤细胞的生长和代谢仍继续进行，肿瘤性增生与整个机体十分不协调，对机体有害无益。

良性肿瘤的分化比较成熟，不浸润，不转移，停留在局部，所以一般对身体的影响较小，主要表现为局部的压迫和阻塞症状。恶性肿瘤的分化不成熟，生长的速度较快，浸润破坏器官的结构和功能，并可发生转移，故对身体的影响较大。

国内常见的癌症有子宫颈癌、乳腺癌、胃癌、食管癌、结直肠癌、肝癌、肺癌和卵巢癌，等等。以目前的医疗技术水平

及经济条件，还未能做到每人每年进行全面的身体普查，因此不能在早期发现肿瘤；而精准手诊技术，可以早期发现是否患有肿瘤的迹象，提醒患者预防。

### 手诊特征

①消化线呈细小的锁链状。

②心脑线平直断裂，有岛纹、环形纹、三角纹。

③生殖肿瘤线短、浅、断，有岛纹、极小的黑点及凹陷。

④掌形畸丑、僵硬、脂肪分布不均。

⑤手上杂纹消失，多见重症未手术或放化疗者。

⑥手上杂纹增多，多早期或术后放化疗期间。

⑦有一条平直的杂纹从消化线下出发，穿过心脑线，侵入生殖肿瘤线，向拇指关节腔发展，这条杂纹可有岛纹，呈断续状，随病情改变。

⑧在发生癌变的手上脏区内有“米”字纹、“申”字纹，岛纹，有青、白、褐色斑点出现，局部凹凸，随癌体的变化而变化。

⑨无纹掌作为癌症的高危对象，应从小预防。

⑩双手出现心脑线延长，或者左手出现心脑线延长，提示家族有肿瘤史。

## 辅助诊断

甲诊　半月痕退去，甲根色萎黄，甲脱，呈筒状甲。甲边缘将指端的肉包裹住的甲形，若呈小甲，多为消化系统肿瘤；若是长甲，则为呼吸系统肿瘤；甲面多凹凸和甲下色不均匀，红白相间，均为肿瘤的特有指甲。

面诊　肿瘤患者的面色，多被一种青暗色笼罩，眼睛向外斜视，呈“上三白”眼，在鼻及口周围又有一种枯黄色笼罩，形成一个枯黄色的三角区域。

人中多不平整，歪曲，上缩。

唇诊　唇淡无华。

提示

保持心情愉快，积极预防疾病，一旦诊断出结果，应配合医生进行治疗。

现代医学研究证实，在三代血缘关系中，如果长辈有人曾患癌症，就可以在后代的手诊上反映出来。手上出现这种反映纹的后代，均为癌症高危对象。这些群体应该从小就重视并预防癌症，避免受到致癌物质的刺激。当手上的生殖肿瘤线、健康线上出现岛纹的时候，患者在心脑线和生殖肿瘤线的夹角处出现岛纹、“米”字纹，并且纹的颜色为青黄色时，就更要注意。

2. 冠心病

冠心病又称冠状动脉性心脏病。本病是冠状动脉血管发生粥样硬化，使血管腔狭窄、堵塞，导致心肌缺血、缺氧而引起的心脏病。临床上本病可有心绞痛、心律失常、心力衰竭、心肌梗死等表现，甚至可发生猝死。高脂血症、糖尿病、高血压常与本病的发生有关。

### 手诊特征

①天庭有“十”字纹、“米”字纹。

②心脑线上有“米”字纹。

③离位有“米”字纹。

④生殖肿瘤线尾端有岛纹。

⑤心脑线上有三角纹出现时，提示患有隐匿型冠心病。

⑥生殖肿瘤线的中下段出现三角纹，提示老年患冠心病的概率较大。

⑦酸区扩大。

### 提示

不吸烟；多吃水果及蔬菜，但饮食要维持平衡均匀；控制高血压、高胆固醇血症和糖尿病；经常运动，比如每周做两三次的适量运动，可减少得心脏疾病的危险。

### 3. 中风

人们习惯上把偏瘫、晕厥、面部神经麻痹等一类的都称“中风”，而实际上中风的病因多样复杂，总的来说与血脂增高、血液黏稠度增高等有不可分割的关系，概括起来有以下几点：①动脉粥样硬化是中风最主要的原因，70% 的中风患者患有动脉硬化，高脂血症是引起动脉硬化的主要原因之一；②高血压是中风最常见的病因，脑出血患者 93% 有高血压病史；③脑血管先天性异常是蛛网膜下腔出血和脑出血的常见原因；④心脏病，如心内膜炎有可能产生附壁血栓，心动过缓引起脑供血不足；⑤代谢病中糖尿病与中风的关系最密切，有 30% ～ 40% 的中风患者患有糖尿病。

中风的发病方式呈现急性、突发性，但病理过程则多是缓慢的，在这个病理变化过程中，中风的诱发因素促使这个变化过程突然升级，从而发生了中风。中风的诱因大致有：①情绪不佳（生气、激动）；②饮食不节（暴饮暴食、饮酒不当）；③过度劳累，用力过猛，超量运动，突然坐起和起床等体位改变；④气候变化，妊娠，大便干结，看电视过久，用脑不当等；⑤各类疾病因素，如糖尿病、高血压、高血脂、血友病、心脏病、血黏度高、心动过缓、血管硬化；⑥服药不当，如降压药使用不妥。

手诊特征

①手掌颜色鲜红，小鱼际部分色深发黑。手指第二指节处青筋暴露。

②心脑线平直走向。

③生殖肿瘤线突然断截，消失不见或被干扰线切断。

④多有干扰线生成。

⑤天柱线上有“米”字纹。

⑥乾宫有“☆”纹是中风的脑出血征兆。

唇诊　当上下唇合成一个包者，多易患脑出血。有中风前兆的上唇内黏膜发青。

眼诊　高血压患者，当出现两眼瞳孔扩大，向内斜视时结膜充血，近期有脑出血的征兆。

提示

①高血压、心脏病患者，在太阳穴处看到严重的弯弯曲曲的静脉怒张者，迟早要发生中风，引起偏瘫。

②拇指指甲看不到半月痕，常在喝水时易呛，多发生脑血栓；而拇指半月痕过大，喝水时易呛，则易发生脑出血，并且血压高。

### 4. 肝硬化

肝硬化是各种原因所致的肝脏的慢性、进行性、弥漫性病变。一种、数种病因长期反复损害肝细胞，导致肝细胞变化坏死，广泛的肝细胞变性坏死后，肝内结缔组织再生，出现纤维组织弥漫性增生，导致正常肝小叶结构破坏和假小叶形成，致使肝脏逐渐变形、变硬而发展为肝硬化。临床上早期可无症状，后期可出现肝功能减退、门脉高压和多系统受累的各种表现。

肝硬化的病因主要为：

①病毒性肝炎肝硬化。

②酒精性肝硬化。

③寄生虫性肝硬化。

④中毒性肝硬化。

⑤胆汁性肝硬化。

⑥心源性肝硬化。

⑦营养不良性肝硬化。

⑧代谢性肝硬化

⑨隐源性肝硬化。

手诊特征

①消化线畸断，有时出现过敏线、心脑线延长。

②肝区下陷、狭窄，有“十”字纹，内有青白斑。

③肝区生殖肿瘤线边缘可有岛纹。

④心脑线可高抬。

⑤胆区有暗青色、青紫色暗斑点。

⑥有肝掌出现。

⑦掌色青暗，同时可伴有脾区颜色改变。

### 辅助诊断

鼻诊　鼻部有蟹爪纹。

甲诊　指甲颜色苍白，或发黑、发暗，甚至变软变薄。

5. 猝死

在医学上，猝死是指由于体内潜在的进行性疾病而引起突然死亡。世界卫生组织定义症状发作后 6 小时内意外发生的非暴力性死亡为猝死，多数人主张定为 1 小时，但也有人将发病后 24 小时死亡也归入猝死之列。各种心脏病都可导致猝死，但心脏病的猝死中一半以上为冠心病所引起。冠心病猝死作为猝死的一种类型，极受医学界的重视。

多数人猝死前无明显征兆，在正常的活动中，在安静的睡眠中，都有可能猝死。有些病人以前有过心绞痛发作史，如果发生心绞痛突然加剧，面色灰白，大汗淋漓，血压下降，特别是出现频繁的室性早搏时，常为猝死的先兆。

#### 手诊特征

离宫、生殖肿瘤线尾端和坎位上有“米”字纹同时形成时，必须及早预防猝死。

提示

①养成良好的生活习惯，不吸烟，吸烟容易造成心肌缺氧；少喝酒，大量饮酒可使血压升高，增加心脏负担。

②饮食结构要合理，少吃胆固醇含量高和辛辣刺激性食物，多吃富含维生素C的蔬菜、瓜果，以及豆类和豆制品等食物。

③定期检查身体，有胸闷、憋气，心前区不适，肩背部疼痛等症状时，应尽快去医院检查。

④保持心情乐观，避免急躁、发怒。

⑤控制饮食，控制体重，适当加强体育锻炼。

### 6. 心绞痛

心绞痛是冠状动脉供血不足，造成心肌急剧收缩，暂时性缺血与缺氧所引起的临床综合征。其特点为阵发性前胸压榨性疼痛，可伴有其他症状。疼痛主要位于胸骨后部，可放射至心前区与左上肢，常发生于劳动、情绪激动时，持续数分钟，休息或服用硝酸酯制剂后可消失。本病多见于男性，多数患者年龄在四十岁以上，劳累、饱餐、受寒和情绪激动时，阴雨天气，急性循环衰竭等为常见的诱因。

#### 手诊特征

①天庭有“十”字纹，心脑线尾端形成“米”字纹。

②生殖肿瘤线尾端有岛纹，被干扰线切过。

③消化线呈锁链状，食指下近消化线处出现“米”字纹。

④手型方正，手指短粗，指端粗大，呈鼓槌状、壁虎状。

⑤手掌浮肿，肌肉松弛，压之凹陷无弹力，感觉麻木，指关节活动不灵活。

⑥手掌呈红色、紫红色，大鱼际出现暗红色斑点。

⑦拇指根中央有白色条隆起，两侧色泽青暗，有青筋浮露。

### 辅助诊断

唇诊　上唇内黏膜色紫，口唇紫黑如猪肝。

提示

①中指、无名指间缝下方的消化线上出现“米”字纹，离位上有方格纹时，预示有突发性心绞痛。

②天柱线出现“米”字纹时，要预防心绞痛。

③合理安排工作和生活，急性发作期应就地休息，缓解期注意劳逸结合。

④消除紧张、焦虑、怒惧情绪，避免各种诱发因素。

### 7. 高血压

高血压是临床上常见的一种症状。一般动脉血压长期高于正常指标者为高血压，常伴有心脏、血管、脑、肾等器官功能性或器质性的损害。病因尚未明确，中医根据其临床表现，一般将高血压病归属于眩晕、头痛、中风等范畴。

高血压病具有遗传性，有家族高血压史的子女应从小预防，成年后应定期检查血压、血脂情况。

【临床要点】

①成人的动脉血压持续超过 18.7/12 千帕（140/90 毫米汞柱）时，可诊断为高血压。

②高血压有两种类型，一种叫症状性高血压，由某些疾病引起；另一种叫原发性高血压，由大脑皮质功能紊乱引起。

③病情急骤发展，血压突然极度上升，引起心、脑、肾脏等器官功能的严重障碍，可诊断为急进性高血压，称恶性高血压。

手诊特征

①生殖肿瘤线尾端向坎宫延伸。

②无名指下有 2 条平行的线伸向消化线。

③大鱼际肌肉隆起，掌色鲜红。

④酸区扩大。

⑤当乾宫上的“☆”纹与离宫上“米”字纹相呼应时，应警惕脑血管意外。

⑥在靠近兑宫出现“☆”纹时，多在五六十岁时出现偏瘫，但愈后效果较好。

## 辅助诊断

甲诊　多呈短甲，尤其双手拇指指甲为扁平的阔甲。拇指多短而坚硬，半月痕多偏大，达到或超过指甲的三分之一。

眼诊　虹膜上有瘀血，多为高血压、动脉硬化症。

颈诊　颈动脉搏动有力，从侧面可看到搏动。

提示

①左手交感神经区扩大，无名指下有两条平行的干扰线，提示有家族遗传高血压病史，应引起重视并预防。

②双手的交感神经区都扩大，掌色鲜红，尤其是乾宫局部颜色发红，提示血压不稳定或者血压已经升高。

③老年人掌部乾宫局部颜色突然发红，整个手掌呈现色泽鲜红，应立即量血压，同时不要到处走动，尽量躺下休息，避免血压升高突然摔倒造成中风。

8. 脂肪肝

脂肪肝是指由于各种原因引起的肝细胞内脂肪堆积过多的病变。正常人的肝内总脂肪量约占肝重的 5%，如果超过这个数，即为脂肪肝，严重者脂肪含量可达 40% ～ 50%，主要是脂肪酸和甘油三酯量增加，胆固醇、胆固醇脂及磷脂等增加较少。脂肪肝一般可分为急性和慢性两种。急性脂肪肝类似于急性、亚急性病毒性肝炎，比较少见，临床症状表现为疲劳、恶心、呕吐和不同程度的黄疸，可以在短期内发生肝昏迷和肾衰竭，严重者可在数小时内死于并发症，如果及时治疗，病情可在短期内迅速好转。

慢性脂肪肝较为常见，起病缓慢、隐匿，病程较长。早期没有明显的临床症状，一般是在做 B 超时偶然发现，部分患者可出现食欲减退、恶心、乏力、肝区疼痛、腹胀，以及右上腹胀满和压迫感。由于这些症状没有特异性，与一般的慢性胃炎、胆囊炎相似，因而往往容易被误诊误治。

### 手诊特征

①掌部丰满，色泽红，有红、白相间的斑点。

②十指间无漏缝。

③肝区扩大，内有脂肪隆起，出现“十”字纹。

④消化线延长线上有“十”字纹、“井”字纹。

### 9. 艾滋病

艾滋病是指人体免疫系统被一种叫作HIV（人类免疫缺陷病毒）的病毒所破坏，因此身体失去抵抗力，不能与那些对生命构成危害的病菌战斗，从而使人体发生多种不可治愈的感染和肿瘤，最后致被感染者死亡的一种严重的传染病。

艾滋病虽然是一种因病毒而引起的疾病，但是艾滋病病毒必须通过特定传染途径才能进入人体，和感染者、病患共同生活、工作，并没有感染病毒的风险，比如握手、轻吻、拥抱、沐浴、游泳、上课等日常生活起居，皆不致感染。

艾滋病主要通过三种途径传播：性接触、血液和母婴传播。

### 手诊特征

早期艾滋病的手诊特征：

①多数掌色偏红。

②掌上密集的红斑点，不是集中在某一个区域内。

③肝区扩大。

④过敏线深。

⑤健康线浅淡不清、断断续续。

晚期艾滋病的手诊特征：

①健康线上有较小的岛纹。

②单侧、双侧手上有延长心脑线。

③被潮红色侵蚀浸润的掌面上，集结着套叠勾连、点片难辨、界线不明的红色斑点。

提示

①艾滋病是一种病死率极高的严重传染病，目前还没有彻底治愈的药物和方法，但可预防。

②洁身自爱、遵守性道德是预防经性途径传染艾滋病的根本措施。

③正确使用避孕套不仅能避孕，还能减少感染艾滋病等性病的概率。

④共用注射器吸毒是传播艾滋病的重要途径，因此要拒绝毒品，珍爱生命。

10. 性病

性病是指以性行为作为主要传播途径的一组传染病，以前性病包括梅毒、淋病、软下疳及性病性淋巴肉芽肿三种疾病，从 20 世纪 70 年代开始，性病的概念有所扩大，其他一些由于性接触、类似性行为所致的病也归为性病，统称为性传播疾病。近年来，性病范围更为扩大，把非淋菌性尿道炎、生殖器疱疹和艾滋病也包括在内。目前，我国要求重点防治的性传播疾病共有 8 种，分别是梅毒、艾滋病、淋病、软下疳、尖锐湿疣、非淋菌性尿道炎、生殖器疱疹、性病性淋巴肉芽肿。

手诊特征

①要看干扰线、血糖线、过敏线、消化复线，依据有关线的异常变化可判断是否染有性病。

②当性病发生时，坤宫、坎宫、乾宫的干扰纹、“十”字纹、“米”字纹、岛纹会有不同程度变化。

③干扰线出现在消化复线上时，说明性功能有所下降。

④血糖线穿过生殖肿瘤线，说明不规律的生活使体力过度消耗，引起性功能下降。

⑤过敏线加深、过敏线上出现干扰线时，说明此时机体对性病的抵抗力低下。

⑥不同性病具有不同的精准手诊特征。

提示

当掌色悄然呈现红白相间、手上有异样的健康线和过敏线、生殖肿瘤线尾端有正在形成的“十”字纹等其中一项，全部具备征象时，提示人体对细菌、病毒等致病菌的抗病能力已很差。这时一定要洁身自好，防止性病上身。

11. 糖尿病

糖尿病是一组由胰岛素分泌和作用缺陷所导致的碳水化合物、脂肪、蛋白质等代谢紊乱和以长期高血糖为主要表现的代谢性疾病。其典型临床表现为“三多一少”，即多饮、多尿、多食和体重下降。

### 手诊特征

①在乾宫有 1 ～ 3 条血糖线。

②心脑线延长。

③无名指与小指缝下的消化线外有隆起物或黄斑。

④掌色鲜红，十指端红于掌色。

### 辅助诊断

甲诊　指甲为阔甲、凹甲，有些患者是汤匙型手，可出现颤抖。甲根有浅蓝色，并以中指为中心指向拇指方向弯曲。

眼诊　一侧瞳孔向外斜视，多数是左眼，瞳孔大，视物模糊不清。球结膜上有棱形、囊形粟粒大小的深红色斑点。

糖尿病性潮红　糖尿病患者，尤其是青年糖尿病患者的面部及手足常发生弥漫性淡红色斑，以额部最常见。如果进行控糖治疗，这些症状会得到缓解。

提示

①现代医学证明，糖尿病是一种基因遗传性疾病，如果长辈有人患糖尿病，后代就应该提高警惕；但有遗传纹，并不代表一定发病，作为隐性遗传，完全可以健康地生活。怎样区别它会不会发病呢？左手乾位有血糖线、延长的心脑线，那就表明有糖尿病遗传基因，应该从小就预防糖尿病。假如右手上的乾位也有血糖线出现，那么将来患糖尿病的可能性就很大。平时注意查看十指指尖，如果非常鲜红，乾位也很红，那么糖代

谢可能有失调的情况，这时，就需要做一个血糖测试，注意观察糖代谢的情况。

②避免暴饮暴食、膏粱厚味，防止胰腺炎的发生。

③尽量避免激素类药物，防止其对遗传基因的诱导。

### 12. 不孕症

不孕症是指以育龄期女子婚后或末次妊娠后，夫妇同居2年以上，配偶生殖功能正常，未避孕而不受孕为主要表现的疾病，分为原发不孕和继发不孕。原发不孕为从未受孕，继发不孕为曾经怀孕以后又不孕。

#### 女方不孕的主要原因

①全身性疾病、严重慢性病及内分泌失调等。

②生殖器官疾病为不孕症的最常见原因。

#### 手诊特征

①生殖肿瘤线有断裂，尾端纹路不圆滑、不完整。

②腕横纹有断裂、模糊不清，呈“∧”状，小鱼际平坦。

③没有消化复线，只有一条复线。

④生殖肿瘤线包围面积过小，提示肾虚，易不孕。

⑤小指细短苍白、弯曲，或第二指节短小，或末端指节向内或向外侧弯，较难受孕。

⑥生殖肿瘤线向乾位延伸，提示因输卵管炎症引起的内分泌紊乱、垂体功能失调、排卵障碍引起的不孕。

⑦生殖肿瘤线尾部生殖区有岛纹、方格纹、“米”字纹，有深短明显的干扰线斜穿此区，出现异常的斑点、隆起、凹陷，提

示因生殖系统慢性炎症引起输卵管阻塞不通、粘连，继发不孕。

⑧不孕夫妻双方掌部有过敏线出现时，应考虑精液和卵子产生抗体而引起不孕的可能。

提示

不孕症的原因很多，确诊属于哪种原因引起的不孕，再对症治疗。

13. 闭经

闭经是妇科常见的一种症状，可由多种疾病导致，根据既往有无月经来潮，分为原发性闭经和继发性闭经两类。

原发性闭经，是指凡妇女年满 18 周岁或第二性征发育成熟 2 年以上仍无月经来潮者，多为生殖系统先天发育异常引起。

继发性闭经，是指正常月经建立后月经停止 6 个月，或按自身原有月经周期计算停止 3 个周期以上的闭经。

手诊特征

因患消耗性疾病或营养不良引起闭经的手诊特征：

①手掌消瘦，肌肉松软无力。

②掌色黄白。

③掌部纹理显得浅淡。

④震宫塌陷伴有“米”字纹。

因子宫、卵巢方面的疾病引起闭经的手诊特征：

①掌部肌肉胖软，各丘丰满隆起。

②生殖肿瘤线尾部有岛形样纹、“米”字纹、“□”纹的出现。

③有的患者坎宫有杂乱的纹理斑点。

④腕横纹呈锁链状、断缺。

⑤消化复线延长，线上有岛纹。

提示

①加强营养，增强体质，保持心情愉快，注意适当休息。

②行经前后和产后应注意勿受寒湿，以免引起继发性闭经。

③在一段时间内如月经量逐渐减少，应及早检查，抓紧治疗。

④年满 16 岁仍未来月经，应留意身高、体重、智力、营养状况及毛发分布、乳房发育等情况，必要时到医院做妇科检查。

⑤闭经期间仍需避孕。

⑥不可滥用激素类药物。

⑦正确认识自己的病情，调整好心理状态。

### 14. 月经不调

月经不调是女性的一种常见疾病，凡月经周期紊乱，经期延长、缩短，出血量增多、减少，经质异常，并出现某些不适症状者，都称为月经不调。

#### 手诊特征

①有青筋穿过腕横纹，伸向大鱼际，腕横纹变浅、断裂。

②手掌色发青暗，鲜红，有黄、红、青斑点。

③生殖肿瘤线尾部散乱分叉，有“十”字纹、“米”字纹，有凹陷。

④有人出现过敏线。

眼诊　眼胞颜色黧黑（妊娠斑和其他疾病的眼胞黧黑除外），上下眼睑发紫。

提示

①掌部坤宫浮现红色，或子宫区是深红色，说明子宫和阴道充血，提示月经将至或正值月经期间。

②掌部子宫区底部显粉红色网状，提示是月经提前。颜色越红，提前时间越多。掌部子宫区上部呈白黄色片状，提示是月经滞后。颜色越白黄，滞后时间越长。

## 15. 子宫内膜炎

女性生殖系统的防御功能被破坏后，在机体抵抗力低下的情况下，细菌侵入子宫内膜所引起的炎症，称为子宫内膜炎。它分为急性子宫内膜炎与慢性子宫内膜炎两种。急性子宫内膜炎主要发生于分娩、流产、宫腔手术操作，尤其是非正规人工流产之后。

慢性子宫内膜炎由急性子宫内膜炎转变而来，大部分由链球菌、葡萄球菌及大肠杆菌引起。

### 手诊特征

①生殖肿瘤线尾部子宫区有黄白色斑块，表皮纹理增厚，微凸出于皮肤表层。

②大鱼际位及生殖肿瘤线尾部生殖区色淡白，明堂区暗淡萎黄，掌心温度偏低。

③整个手掌呈灰黑色，到处青筋似网状浮现。生殖肿瘤线尾部生殖区颜色鲜红，掌心温度较高，提示发生恶性病变的可能，应抓紧时间做进一步检查，以免延误病情。

提示

慢性子宫内膜炎是一种较轻的盆腔炎症，经过适当处理，绝大多数患者均可治愈，但如合并慢性输卵管炎或盆腔结缔组织炎，则须另行处理。

16. 慢性盆腔炎

慢性盆腔炎是指盆腔生殖器官及周围的结缔组织、盆腔腹膜发生的慢性炎症，多称为急性盆腔炎的并发症或后遗症。

临床常见症状为小腹或少腹坠胀疼痛、腰痛、带下量多、月经失调，有时伴有肛门坠胀不适，常在劳累、性交和排便后，及月经前后加重。另外，还可能伴有尿频、痛经及不孕等。

手诊特征

①生殖肿瘤线尾部散乱、变浅，呈羽毛状纹，有“米”字纹、“十”字纹。

②手腕青筋浮起向大鱼际伸延。

③生殖肿瘤线尾部有岛纹正在形成时，须预防子宫肌瘤。

提示

注意个人卫生，锻炼身体，增强体质，及时彻底治疗急性盆腔炎。

### 17. 子宫肌瘤

子宫肌瘤是女性生殖器中最常见的一种良性肿瘤，也是人体最常见的肿瘤之一。子宫肌瘤是子宫平滑肌细胞增生而引起的，发病率随年龄增长而增高，多见于 30 ～ 50 岁妇女。子宫肌瘤可生长在子宫体部，也可生长在子宫颈部。根据肌瘤与子宫内膜、肌壁和浆膜的关系，分为肌壁间肌瘤、浆膜下肌瘤、黏膜下肌瘤三种。各种类型的肌瘤可发生在同一个子宫内，称为多发性子宫肌瘤。

临床可见月经量增多伴血块，月经周期延长，阴道出血，尿频，尿急，腰骶部疼痛，极少数患者可致癌变。

#### 手诊特征

①子宫区生殖肿瘤线有岛纹连接。

②子宫区有黄白色微起的斑块。

③中年患者可见附件区显得凹陷、苍白且多乱杂纹。

#### 辅助诊断

指甲上有粗细条纹，病重持久者指甲弯曲，甲色紫黑。无名指指甲桡侧近端出现椭圆形、月牙形，色泽淡红或紫色。

#### 提示

40 岁左右的中年妇女应定期做妇科检查，做到早期发现、早期诊断、早期治疗，提高疗效及治愈率。

## 18. 痛经

月经前后及行经期间，可有轻度下腹疼痛、坠胀、腰酸、乳房胀痛及乏力等感觉，属正常的生理现象。如下腹及腰痛较剧，严重时伴有恶心、呕吐甚至晕厥，影响正常工作及学习时，称痛经。痛经为妇科常见症状之一，多见于未婚青年妇女。痛经分原发性和继发性两种，原发性痛经指生殖器官无器质性病变的痛经，常发生在月经初潮、初潮后不久，多见于未婚、未孕妇女；继发性痛经指生殖器官有器质性病变，如子宫内膜异位症、盆腔炎症等引起的痛经。

### 手诊特征

原发性痛经手诊特征：

①手形偏小，掌色黄白。

②掌部纹理变浅。

③交感神经区小而平坦。

④生殖肿瘤线尾部散乱。

继发性痛经手诊特征：

①子宫区纹理紊乱，出现似使皮肤增厚的小片黄褐色暗斑。

②生殖肿瘤线尾端有“米”字纹、“十”字纹和岛纹，有断裂。

③生殖肿瘤线尾部子宫区有青筋暴露，提示经行不畅。

### 提示

经期前后避免淋雨受凉，不能冲凉水澡；饮食不要贪凉；体质虚者要加强营养；要适当活动以助气血流通。如果腹痛剧烈，大汗淋漓，面色苍白，四肢发凉，应立即用手三针补益心气。

### 19. 附件炎

附件炎是指输卵管和卵巢的炎症，是一种临床常见的妇科疾病，属于盆腔炎的一种局部表现。

#### 手诊特征

附件区出现“十”字纹，伴有红黄白夹杂的斑点块。

#### 提示

①避免不洁的性生活，是预防本病发生的关键。

②如已患病，及时治疗，治疗要持之以恒，以免病情迁延日久，难以根治。

③平时应注意个人卫生及经期卫生，预防慢性感染。

### 20. 卵巢囊肿

卵巢囊肿是指卵巢出现囊样的肿块，一般分为卵泡囊肿和黄体囊肿，临床表现为小腹疼痛、不适，白带增多、色黄、有异味，月经失调，而且通常小腹内有一个坚实而无痛的肿块，有时性交会诱发疼痛。

#### 手诊特征

①生殖肿瘤线尾端有长叶状岛纹。

②坎宫有红、暗色斑点。

③卵巢区似血管状微微隆起。

④卵巢区有水肿感。

提示

年龄超过 40 岁，家族中有卵巢癌、大肠癌、乳腺癌等病史的人，更应重视定期进行妇科检查，出现症状及时接受诊断。卵巢囊肿发现得越早，越有利于治疗。

## 21. 乳腺增生

乳腺增生一般指乳腺增生症，由于体内雌激素、孕激素不平衡，可摸到乳腺增生结节，需排除乳腺癌。本病常见于 25 ～ 40 岁的妇女，一般认为与卵巢功能失调有关。

### 手诊特征

①乳腺区有从消化线下部伸向心脑线的叶状岛纹，岛纹内有“十”字纹。

②乳腺区有从消化线下部伸向心脑线的叶状岛纹，岛纹内有“米”字纹。

③乳腺区有从消化线下部伸向心脑线的叶状岛纹。

### 辅助诊断

甲诊　中指甲面一侧有竖形条样凸纹。

提示

25 岁以上的女性要每月自查乳房，具体方法是：洗浴后站在镜前检查，双手叉腰，身体做左右旋状，从镜中观察双侧乳房的皮肤有无异常，乳头有无内陷，然后用手的指腹贴在乳房上按顺时针、逆时针方向慢慢移动，切勿用手挤捏，以免将正常的乳腺组织误认为肿块。

### 22. 女性更年期综合征

女性更年期综合征是指一部分妇女在自然绝经期后，由于卵巢功能逐渐衰退、丧失，导致雌激素水平下降所引起的以自主神经功能紊乱为主的综合征。

女性更年期综合征多发生于 45 ～ 55 岁，一般在绝经过渡期月经紊乱时，这些症状已经开始出现，可持续至绝经后 2 ～ 3 年，仅少数人到绝经 5 ～ 10 年后症状才能减轻、消失。

#### 手诊特征

①手掌上主线有干扰线穿过。

②掌色红，尤其是乾宫颜色鲜红。

③小鱼际外缘膨胀呈圆弧状。

#### 辅助诊断

人中诊　人中上有一条纵纹，由唇向鼻伸去，人中变浅、平坦，并有青色泛起。

面诊　面部有色素沉着斑的女性，更年期症状明显，斑越大色越深的人，病情越显著。

形体诊　多数患者足后跟痛，重者不能行走。

提示

①心脑线时深时浅、有断裂，线上有“十”字纹、“米”字纹，多伴有头晕头痛、心慌、血压波动。

②生殖肿瘤线内侧有青筋浮起，艮宫附近的静脉呈现青紫色浮动状，多提示便秘。

### 23. 脑动脉硬化症

脑动脉硬化症是指脑动脉粥样硬化等脑动脉管壁变性所引起的非急性、弥漫性脑组织改变和神经功能障碍，常在 50 岁以后逐渐出现神经衰弱。脑动脉硬化主要发生在脑部的大动脉和中等动脉，受累的动脉管腔狭窄，极易导致脑供血不足，管腔阻塞就势必造成脑梗死。虽然脑动脉硬化比其他动脉硬化出现晚，但一旦发生血栓，进展速度很快，约 70% 的中风患者都存在脑动脉硬化症。

**手诊特征**

①有血脂丘形成。

②心脑线上有“米”字纹。

③拇指根部纹理僵直，有青筋暴露。

④酸区扩大。

⑤有高血压纹。

### 24. 低血压

低血压是指生理或病理原因造成血压低于 60/90mmHg 的状

态，根据病因可分为生理性和病理性低血压，根据起病形式可分为急性和慢性低血压。临床表现为头晕、头痛、食欲缺乏、疲劳、脸色苍白等，严重者表现为直立性眩晕、四肢冷、心悸、呼吸困难、共济失调甚至昏厥。

**手诊特征**

①生殖肿瘤线尾端有断裂。

②消化线、心脑线、生殖肿瘤线变浅，手掌削长。

③酸区缩小。

提示

①积极参加体育锻炼，改善体质。

②适当增加营养，可多吃滋补汤类。

③每餐不宜吃得过饱，因为太饱会使回流心脏的血液相对减少。

### 25. 心律失常

心律失常是指心脏自律性异常或传导障碍引起的心动过速、心动过缓或心跳不规律等异常表现，临床症状为心悸、气短、乏力、嗜睡、晕厥，等等。

**手诊特征**

中指下的方庭处有“十”字纹，偶见青色血管、红色斑点。

### 26. 心肌缺血

心肌缺血是指心脏肌肉出现了缺血症状，表现为胸闷、胸痛、气短等种种不适。

### 手诊特征

①手掌离位有“十”字纹、“米”字纹。

②心脑线上有“米”字纹。

③生殖肿瘤线尾端有“米”字纹。

④酸区扩大。

## 27. 咽喉炎

咽喉炎属上呼吸道疾病，指咽喉黏膜及黏膜下组织发生的炎症，常由受凉、劳累等诱发，以细菌、病毒侵犯咽喉部的黏膜而引起，主要症状为咽痛咽痒、吞咽困难、发热、声音嘶哑，轻则声音低，重则失声。根据发病的时间和症状的不同，可分为急性咽喉炎和慢性咽喉炎。

急性咽喉炎是咽、喉部的急性炎症。起病急，初起时咽部干燥、灼热，继而疼痛，吞咽唾液时咽痛往往比进食时更为明显，可伴发热、头痛、食欲不振、声嘶、咳嗽。

慢性咽喉炎是咽、喉部的慢性弥漫性炎症。主要表现为咽部不适、异物感、声音嘶哑等。

### 手诊特征

急性咽喉炎的手诊特征：

咽喉区出现白色、黄色偏红色、青暗的散浮斑点。症状重时，斑点红白而光亮。

慢性咽喉炎的手诊特征：

①离宫有一条与消化线平行的干扰线，上有“米”字纹、“十”字纹、“井”字纹，颜色多偏红。

②咽喉区有“井”字纹，及凸起的黄色斑点、青暗色斑。

28. 支气管炎

支气管炎是指由感染、物理或化学刺激以及变态反应等因素引起的支气管黏膜的炎性改变。多发生在冬季或气候交换季节。临床主要表现为咳嗽、咳痰。

手诊特征

①无名指与中指下的消化线上有方格纹与大量干扰线切过，可伴有“井”字纹、“△”纹。

②支气管区出现“井”字纹且白色凸起，及偏红的斑片（块）。

③有时有过敏线出现。

急性支气管炎的手诊特征：

在支气管手诊区内，有较浮的白色斑点，色淡，呈疏散状，如同点片状的白云一样，为初发期。如是点片状的斑点，色浓，发亮或红白相间，或整个支气管区偏潮红，为急重症。

慢性支气管炎的手诊特征：

在支气管手诊区内，皮肤纹理粗而厚，呈黄暗色或暗棕色，整个区凸起。慢性支气管炎急性发作时，在上述的手诊上兼见花白或潮红色。

## 辅助诊断

甲诊　多见长甲，甲上伴有纵沟，尤以拇指、食指多见。病程久者，甲长而弯曲，甲壁厚。

鼻诊　呼吸系统薄弱患者，鼻翼扇动，鼻子小而鼻孔大，微上翘，鼻高肉薄。

### 29. 支气管哮喘

支气管哮喘简称哮喘，是一种由多种细胞（如嗜酸粒细胞、肥大细胞、淋巴细胞、中性粒细胞、气道上皮细胞等）和细胞组分参与的，以反复发作性的喘息、气急、胸闷或咳嗽为主要临床表现的慢性气道炎症性疾病。通常伴气道高反应性和广泛多变的可逆性气流受限。

#### 手诊特征

①消化线、心脑线变浅。

②肝区扩大。

③有过敏线出现。

④中指下的方庭变窄，偶有隆起。

⑤肺区、支气管区、肾区有暗斑，咽区至消化线尾端纹线深重杂乱、色暗。

支气管手诊区内，尤其在中下部位，可见暗青色的凹凸不平、不甚明显的斑点，多为过敏反应性疾病，如伴有严重感染时，在上述区域内可有类似支气管炎的手征。

### 辅助诊断

眼诊　眼睑轻度浮肿和轻微塌陷。双眼突然发作性奇痒，结膜水肿和轻度充血。

甲诊 食指或无名指指甲近端增宽。

## 30. 肺气肿

肺气肿是指呼吸性细支气管、肺泡管、肺泡囊、肺泡因肺组织弹性减弱而过度充气，呈永久性扩张，并伴有肺泡间隔破坏，致使肺容积增大的病理状态。按其发病原因分为以下几种类型：老年性肺气肿、代偿性肺气肿、间质性肺气肿、灶性肺气肿、旁间隔性肺气肿和阻塞性肺气肿。

### 手诊特征

①消化线肺区有大量干扰线切过，有分支。

②消化线、心脑线之间的间隔明显增宽，消化线上移，心脑线下降。

③方庭中有“十”状纹、“×”状纹。

④坎宫明显塌陷，颜色苍白。

### 辅助诊断

甲诊　指甲根部紫蓝色，拇指指甲上有纵纹，食指指甲呈长形而钩，似鹰爪。每个指甲都隆起并包住甲床。

面诊　呈申字脸面容，两眼间距近，鼻孔大，两下眼睑浮肿，口唇色紫暗，平时口闭不紧。

颈诊　颈部可见颈动脉搏动，而天突穴则下陷，吸气时锁骨上凹明显。

胸诊　胸廓呈桶状，肋间隙增密，呼吸活动度减弱，语颤减低，叩诊呈高清音。

### 31. 肺结核

肺结核是结核分枝杆菌复合群侵入肺部引起的感染性疾病，主要症状包括咳嗽、咳痰、咯血、盗汗、低热、呼吸困难、胸痛等。本病在中医属肺痨。

#### 手诊特征

①消化线呈锁链状，纹理紊乱、变浅。若消化线上有方格纹，多为肺结核已钙化。

②手部整体色泽晦暗。感染初期局部颜色绯红，随病情进展逐渐变暗淡，至病灶愈合，变为灰色。

③肺区有凸起的一个或数个圆形或椭圆形白色、偏暗的斑点。

④在生殖肿瘤线的中上端，若有较大的方格纹出现，表示患过较重的肺结核病。

#### 辅助诊断

眼诊　眼结膜色苍白，发亮，睫毛长。

鼻诊　多见鼻高、肉薄形。

面诊　脸细长而窄，两眼间隔窄，下巴瘦而窄。

甲诊　凸甲，病重时根部有紫色。

### 32. 过敏性鼻炎

过敏性鼻炎又称变应性鼻炎，是指过敏体质的个体接触致敏原后，由 IgE 抗体参与的以肥大细胞释放介质（主要是组胺等）为开端的有多种免疫活性细胞和细胞因子等共同作用的鼻黏膜慢性炎症反应，主要有鼻痒、喷嚏、流涕、鼻塞等炎症表现。有季节性和常年性两种临床类型。

#### 手诊特征

①有过敏线出现。
②鼻区有暗青色斑点，凸起不明显。
③鼻区有方格纹。

#### 辅助诊断

甲诊　十指指甲色淡白，无名指指甲有紫色花纹。

### 33. 胆结石

胆结石又称胆石症，是指发生于胆道系统（包括胆囊、胆管和肝内胆管）任何部位的结石性疾病。按结石部位分为胆囊结石、胆总管结石、肝内胆管结石；按结石成分分为胆固醇结石、胆色素结石和混合性结石。其临床表现取决于胆结石的部位，以及是否造成胆管梗阻和感染等因素。胆结石移动可引起右上腹绞痛。

### 手诊特征

①巽宫纹理紊乱呈网状，有“米”字纹、“井”字纹、“田”字纹，有红、白斑点。

②心脑线胆区有“米”字纹。

③泥沙状结石，在胆区显深红色，边缘暗黄色。

④块状结石，在胆区呈凸型，紫红色上浮黄色。

### 提示

胆结石饮食没有太特别的禁忌，但是要控制油脂的摄入，比如火锅、糕点、油炸食品。在烹调方式上也要注意，不能放太多的油，不能暴饮暴食，要均衡饮食，多吃新鲜的蔬菜和水果。适当运动，比如在饭后半小时散步、小跑，可预防胆结石的发生。

## 34. 慢性胆囊炎

胆囊炎是指由各种致病因素导致的胆囊的炎症。根据病程可分为急性胆囊炎和慢性胆囊炎。

慢性胆囊炎是指胆囊持续、反复发作的慢性炎症过程，多由长期存在胆囊结石或急性胆囊炎反复发作所致。临床可表现为腹胀不适、嗳气等。

### 手诊特征

①生殖肿瘤线中段有干扰线出现，有岛纹。

②健康线深短。

③艮宫色青紫。

④巽宫纹理紊乱，呈网状，有“十”字纹。

⑤心脑线胆区有白色，白中有红色、暗黄色的斑点。肝区发暗，肋胀痛、刺痛。斑点潮红、白亮，则肋痛、腹胀。

### 35. 肝损害

肝脏的主要功能为分泌胆汁、代谢解毒、储藏糖原。某些药物、病毒等多种因素均可导致肝脏的功能性、实质性的损害。

#### 手诊特征

肝损害的手诊特征：

①消化线发生畸断。

②肝区夹角扩大、缩小。

③严重病例可伴有延长心脑线、过敏线。

④肝区生殖肿瘤线边缘可见岛纹。

⑤肝区塌陷，内有“十”字纹。

⑥可伴有脾区颜色改变。

酒精性肝损害的手诊特征：

①肝区的生殖肿瘤线有干扰线穿过，有岛纹。

②肝区内有“十”字纹，有青白斑点。

③延长消化复线上有岛纹。

④巽宫有暗青色、青紫色斑点。

病毒性肝损害的手诊特征：

①消化线畸断，健康线断续不明。

②可有肝分线、过敏线、延长心脑线。

③生殖肿瘤线肝区有岛纹。

④肝区有白色、凸起的暗黄色斑点。

中毒性肝损害的手诊特征：

①生殖肿瘤线肝区有干扰线穿过，肝区内有浅暗黄色斑点。

②肝区夹角变小、扩大，内有“十”字纹。

③健康线断续不明。

④延长消化线有“十”字纹、“井”字纹。

### 36. 消化道溃疡

消化道溃疡一般指消化性溃疡，是指胃肠道黏膜被胃酸和胃蛋白酶等自身消化而发生的溃疡。

#### 手诊特征

①心脑线平直，有分裂，不圆滑。

②震宫有“米”字纹与长叶状小岛纹，有红色斑点。

③心脑线胃区有凸起，皮下呈暗黄色、暗褐色斑。

④心脑线胃区有一个、数个暗棕色、红棕色的圆形鼓椭圆形斑点。斑点色白是胃胀痛，斑点色红是胃灼痛，斑点色萎黄是胃隐痛，斑点色暗青是上腹刺痛。

⑤震宫和心脑线胃区皮下有暗色，皮肤既不凸起也不凹陷，较平整，为过去同部患过溃疡，现在好转，但对应的胃黏膜、胃壁还没有恢复到原先的状况。

## 辅助诊断

眼诊　长期眼痒，干涩不适。角膜有灰色小点，瞳孔间隔不宽不窄，眼窝下陷明显。

鼻诊　鼻子、印堂部位发黑，青色明显，表示疼痛明显。

唇诊　胃大弯部溃疡者，多易在唇左角溃疡；胃小弯部溃疡者，多易在唇右角溃疡。

甲诊　拇指指甲枯萎。

### 37. 胃炎

胃炎是指各种病因引起的胃黏膜的炎症，病因尚未完全阐明，而幽门螺杆菌感染被认为是慢性胃炎的主要病因。临床主要表现为上腹痛、恶心、呕吐、反酸、嗳气、呕血、黑便等。

#### 手诊特征

浅表性胃炎的手诊特征：

心脑线平直，有分裂，不圆滑。

### 38. 食道炎（食管炎）

食道炎是指由于食道受到不正常的刺激时，食道黏膜发生水肿和充血。这些刺激有胃酸、十二指肠反呕上来的胆汁、烈酒、辣椒、太热的菜汤、过于浓热的茶，以及各种饮料等。

临床主要表现为：上腹剑突下、胸骨后烧灼痛、刺痛、酷似心绞痛，吞咽困难，反酸，恶心，呃逆嗳气。

手诊特征

①食管区呈网状纹，有方格纹、“井”字纹。

②有凸起的白色、暗青紫色斑点。

提示

当感到“烧心”“心口疼”，喝热水、吃刺激性食物时胸骨后痛感明显，都是食道炎的症状。如果吞咽食物感到发噎，是由于食道水肿，食道变窄、食道壁因炎症刺激而发生的痉挛性收缩所致。食道炎应及时诊治，不然会恶化以致发生食道黏膜溃疡，出现呕血、便血现象。应避免食用刺激性食物、热性食物。

39. 失眠

失眠指因不能入睡而痛苦，特别是长期处于这种状态的习惯性患者，有难以入睡、多梦易惊醒、早晨醒得过早等症状，是一种最常见的睡眠紊乱。

手诊特征

①失眠患者整个掌部干扰纹增多，掌色红白夹杂。

②食指和中指指根部有梅花状白色斑点，睡眠区有散在白斑。

③心脑线延长伸向乾宫。

40. 癫痫

癫痫是指由多种病因引起的，以脑神经元过度放电导致的突然、反复和短暂的中枢神经系统功能失常为特征的慢性脑部疾病。发作时突然昏倒，全身痉挛，意识丧失，有的口吐泡沫。俗称羊痫风或羊角风。

### 手诊特征

①消化线、心脑线、生殖肿瘤线变浅，掌部细纹减少。

②心脑线、生殖肿瘤线呈锁链状。

③肝区夹角狭窄。

④掌部僵硬、平直。

## 41. 头痛

头痛是伤害性刺激（致病因素）作用于机体所产生的主观感受，其疼痛部位位于头部。头痛也可以是痛觉传导纤维、痛觉各级中枢、调节痛觉的镇痛结构发生病变所致。头痛还可以是面部、颈部病变所引起的牵涉痛。

头痛是临床上最为常见的症状之一，没有过头痛经历的人可以说是绝无仅有的。头痛仅仅是一种临床症状，而不是一种单独的疾病，很多疾病都可引起头痛，如感冒、高血压等。

头痛往往伴有一定的情感反应，其反应的程度，个体之间差异较大。换言之，对于一定程度的疾病，有人能耐受，有人则有明显的反应。

### 手诊特征

头部外伤性头痛的手诊特征：

心脑线断裂，有方格纹、“△”纹、岛纹。

神经衰弱性头痛的手诊特征：

①心脑线畸形，尾端有分支。

②心脑线伸向乾宫。

③生殖肿瘤线尾端分成“伞”状。

血管神经性头痛的手诊特征：

心脑线上有“米”字纹、“口”纹、“△”纹和岛纹。心脑线断裂变浅，可呈锁链状。消化线畸断与心脑线相连。

原因不明的头痛的手诊特征：

多见于少掌纹与断掌。

提示

头痛是一种症状，并非一种疾病，许多疾病都可以引起头痛。有些头痛仅仅影响患者的生活质量，而有些头痛则有生命危险，需要引起高度重视。

42. 神经痛

神经痛是指一条或多条神经感觉分布区的自发性疼痛，由神经系统的结构或功能异常引起，分为中枢性神经痛和周围性神经痛。病因不明者称为原发性神经痛，有明确病因者称继发性（症状性）神经痛。病变部位可在神经根、神经丛、神经干。常以病变所涉及的周围神经来命名，常见的有三叉神经痛、肋间神经痛、坐骨神经痛。

### 手诊特征

三叉神经痛的手诊特征：

心脑线尾端有“十”字纹。

坐骨神经痛的手诊特征：

生殖肿瘤线尾端有多条分支，坎宫纹理紊乱。

肋间神经痛的手诊特征：

①心脑线会延长，并出现羽毛状纹、“十”字纹。

②生殖肿瘤线始端有很大的方格纹。

## 43. 神经官能症

神经官能症是一类主要表现为焦虑、抑郁、恐惧、强迫、疑病或神经衰弱症状的精神障碍的总称。根据症状出现的部位不同，可分为心脏神经官能症、胃肠神经官能症和性神经官能症。

心脏神经官能症是神经官能症的一种特殊类型，临床以心血管系统功能失常为主要表现，可兼有神经官能症的其他症状，多见于 20 ～ 30 岁的青年人，尤以女性较多。主要表现为胸闷、心悸、气急等症状，总担心心脏是否有严重异常，有不安感和恐惧感，检查心脏无器质性病变。

胃肠神经官能症又称胃肠功能紊乱，是以胃肠运动和分泌功能紊乱，而无器质性病变为特征的综合征。本病以精神因素为起因，以神经失调为病理，而以胃的功能紊乱为主要表现。患者常有反酸、厌食、恶心、呕吐，剑突下灼热感，食后饱胀，上腹不适、疼痛，伴有倦怠、头痛、健忘、心悸、胸闷等。

性神经官能症主要指因性问题产生的烦恼所致的神经官能症，主要症状有阳痿和性冷淡，常伴有疲劳、眩晕、失眠、注意力不集中等。

### 手诊特征

心脏神经官能症的手诊特征：

①心脑线浅淡、平直。

②天庭有“十”字纹。

③明堂区有“丰”字纹。

胃肠神经官能症的手诊特征：

消化线有分支，一条直达食指的近节关节腔的下缘，一条流向食指与中指缝内，震宫“十”字纹，艮宫色青紫。

性神经官能症的手诊特征：

坤宫下陷，消化复线下垂到消化线，消化复线上有“△”纹并穿过消化线。生殖肿瘤线在生殖区有断裂，腕横纹浅淡。

提示

神经官能症的患者不必卧床休息，应适当运动，让生活规律化。

### 44. 甲状腺功能亢进症

甲状腺功能亢进症是一种自身免疫性疾病，患者多有免疫系统的内在缺陷。多见于 20 ～ 40 岁的女性，精神刺激等应激因素可为诱发因素。患者可有弥漫性甲状腺肿与双眼突出，以及甲状腺素分泌过多而引起的全身症状，主要为消瘦、怕热、烦躁多虑、紧张失眠、心悸与早搏，女性多月经紊乱，男性多阳痿等。

#### 手诊特征

①心脑线呈羽毛状、锁链状，有小岛纹、“□”纹，有大量细小的干扰线穿过。

②心脑线与生殖肿瘤线靠近部位有岛纹。

③生殖肿瘤线变短。

④食指与中指缝下方有暗红色斑点。

⑤掌色暗，青色和红色夹杂。

#### 辅助诊断

眼诊　眼睑退缩，眼裂增宽，眼球直而向前看呈凝视状态，眼睑肿胀增厚，上睑翻转困难。当患者向下视时，上睑不随同眼球下垂，眼神呆滞，眼球明显突出。

#### 提示

甲亢可有多种并发症，其中以甲状腺危象最为危险，可危及生命。凡严重感染发热尤其是肺部感染，强烈精神刺激，不规则服药，过度劳累等诱因均可引起危象发生。老年患者危象较多见，应予以特别监护，危象症状：高热可达 40℃，心率 120 ～ 200 次 / 分以上，烦躁、嗜睡、闭口、呕吐、腹泻等。如遇以上情况，必须立即就医。

## 45. 感冒

感冒包括普通感冒和流行性感冒。普通感冒又称上呼吸道感染，是一种常见的急性上呼吸道病毒性感染性疾病。流行性感冒是由流感病毒引起的急性呼吸道传染病，一般通过飞沫或接触传播。

### 手诊特征

①普通感冒时，掌色苍白，有青筋暴露，指尖、腕部有青色血管暴露，艮宫青暗色。

②流感时，掌色赤白夹杂，艮宫有暗紫色。

③感冒、流感伴有支气管炎发作时，消化线纹理增多，乾宫、兑宫有细微的纹理出现。

④流感伴有消化道症状时，巽宫隆起，色赤。呕吐剧烈时，可见震宫下陷，肌肉松弛。

### 辅助诊断

眼诊　流感时，患者双眼如含泪状，结膜上有红色血丝出现。

提示

儿童，特别是 1 ～ 5 岁的幼儿易感染此病，有的一年要得数次感冒。不同年龄有不同的症状，轻微感冒时，最好尽量让患儿多休息，房间保持适宜的温度和湿度，不能让患者着凉。

### 46. 孤独症

孤独症是一种情感障碍，原因不明，表现为不愿与人对视、不合群，兴趣及注意力只集中在某一物体上，不愿将自己的感受告诉父母。自言自语，说一些毫无意义的话，喜欢看某一特定的电视广告等。关键在于患儿很难与人进行情感方面的交流。

**手诊特征**

心脑线呈锁链状，心脑线断裂，掌心有“丰”字纹。有的患儿手上有孤独线。

### 47. 语言发育迟缓

在发育过程中的儿童，其语言发展落后实际年龄相应的语言水平的现象。精神发育迟滞、听力障碍、构音器官疾病、中枢神经系统疾病、语言环境不良等因素均是儿童语言发育迟缓的常见原因。

**手诊特征**

①心脑线上有方格纹、岛纹，尾部有分支。

②整个掌部纹理变细。

③有的孩子消化线呈锁链状，生殖肿瘤线断续。

④有的患儿心脑线、生殖肿瘤线的起端以一个大的岛纹连接，提示与患儿出生前后脑部受伤（如产钳夹伤）、早产有关。

提示

家长应尽量创造促使孩子说话的环境，使孩子具备与年龄相称的理解能力，这样可以改善孩子语言发育迟缓的状态。

### 48. 多动症

多动症是注意缺陷障碍的通称，是一种儿童轻微脑功能失调的疾病，表现为注意力不能集中，异常好动，自我控制能力差，但没有明显的智力障碍。

#### 手诊特征

心脑线上有细小的锁链状岛纹，心脑线断裂。

### 49. 遗尿症

遗尿症指 3 岁后经常不能控制排尿或 5 岁后在睡眠中仍时有不自觉的排尿的情况，分为原发性遗尿症和继发性遗尿症。

#### 手诊特征

①掌部震宫凹陷，有杂乱的干扰线。

②肾区、膀胱区色苍白、黄暗，有“米”字纹、“井”字纹、岛纹。

③坤宫有密集的、竖的干扰纹。

### 50. 营养不良

营养不良是指长期营养摄入不足、过剩或营养素比例不平衡所导致的身体机能降低的状态。常继发于慢性腹泻、短肠综合征和吸收不良性疾病等原因。

#### 手诊特征

①手形瘦长，筋骨浮露，手指细长，关节突出。

②巽宫一条青筋直上食指，越近指端，病情越重。

③艮宫青白，肌肉松弛。

④腕部青筋暴露。

⑤生殖肿瘤线浅短断续。

⑥如果是胎儿期即发生营养不良，则在心脑线上出现断裂。

#### 辅助诊断

甲诊　指甲薄，易折，无半月痕。甲面上有点状小坑，甲根有倒刺。

眼诊　在巩膜的小血管末端有蓝色小斑点。

面诊　额部起皱纹，颧骨突出，脖子细长，从而显得头大。头发干黄稀疏、呈麦穗状。皮肤干燥，脱屑。

腹诊　腹部静脉隆起，肚脐周围色黄。肚脐呈长形，脐内分泌物多，腹大隆起。

### 51. 习惯性抽动症

孩子经常反复做同一动作，如摇头、缩脖、皱眉、干咳等，即可诊断为习惯性抽动症，是一种内心不安、情绪不稳的外在表现。在习惯性抽动症的儿童中，有些儿童脑电波异常，有异常行为。

#### 手诊特征

①心脑线、生殖肿瘤线呈锁链状。

②掌部心脑线脑区有岛纹。

③掌色苍白。

#### 提示

抽搐大多发生在感受性较强的孩子身上，因此要注意不能过多地干涉孩子。有时，越提醒孩子不要做某一动作，孩子多次动作的意识就越强，越难改正。一般情况下，需要改正孩子的生活节奏，使孩子有自由时间。

### 52. 男性不育症

育龄期夫妇有正常性生活超过一年，且没有采取避孕措施，但因男方原因导致女方未能怀孕，称为男性不育症。男子不育症的原因很多，有的是睾丸生精功能异常，精子数量太少，精子活动力太弱；有的是生殖器官有炎症，造成精子死亡；有的是男子自身免疫性不育，精子发生凝集；有的是精液太黏稠，不会液化成水状，精子活动受阻；有的是输精管道有阻塞，精子无法排出；等等。

### 手诊特征

①消化复线浅短，分裂，或没有消化复线。

②坤宫平坦。

③生殖肿瘤线短，分裂。

④仅有三条主线。

## 53. 阳痿

阳痿是以成年男子阴茎不能勃起，或勃起不坚，或坚而短暂，致使不能进行性交为主要表现的疾病。多由前列腺炎症或神经功能障碍等引起。

### 手诊特征

①有过敏线出现。

②生殖肿瘤线上有大量干扰线，血糖线穿过生殖肿瘤线生殖区。

③腕横纹浅淡。

④坤宫平坦，有岛形纹。

## 54. 早泄

早泄是指同房时阴茎尚未接触或刚接触女方外阴，阴茎虽进入阴道，但在很短时间内便发生射精，随后阴茎疲软，不能维持正常性生活的一种病症，是较常见的男性性功能障碍疾病。原因很多，主要有精神因素和外生殖器及尿道炎症因素。

手诊特征

①消化复线下垂到心脑线。

②生殖肿瘤线在生殖区有分支，在分支的尾端形成岛形纹。坤宫有较多的“十”字纹。

③过敏线、孤独线同时存在。

## 55. 男性性欲减退

男性性欲减退，是指男性对女性持续或反复的性表达无兴趣，或缺乏主动的性要求。正常人的性要求常因各自的体质强弱和所处环境不同而有很大差异，所以判断性欲减退与否，只宜与各自以往的性欲做纵向比较，不宜与他人的性欲做横向比较。

手诊特征

①消化复线上有三角形纹，并穿过消化线。

②生殖肿瘤线在生殖区有断裂。

③坤宫下陷。

④震宫、大鱼际平坦。

## 56. 肾虚

肾虚是中医术语，主要表现为腰酸、肢冷、腿软、性功能减退、耳鸣耳聋等。

手诊特征

①掌平，震宫凹陷。

②消化复线过长，弯向消化线。

③在小指、无名指的消化线下都有暗斑块。

### 57. 前列腺疾病

前列腺作为男性的主要附属性腺，在不同发育时期会发生不同的疾病。在儿童时期，前列腺发育缓慢，很少发病，但也可发生急、慢性前列腺炎等病变，发病率很低。从青壮年时期开始，直至老年期，前列腺疾患的发病率迅速增加。

在青壮年时期，前列腺易发生的疾病主要为急、慢性前列腺炎。在老年时期，睾丸功能退化，激素水平降低，前列腺炎发病率下降，而良性前列腺增生症的发病率明显升高。此外，前列腺还可发生结石等疾病。

#### 手诊特征

慢性前列腺炎的手诊特征：

①生殖肿瘤线尾部有分支。

②健康线明显。

③坤宫有较多的纵切纹，坤宫、小鱼际色红明显。

急性前列腺炎的手诊特征：

①在手掌上的前列腺区，有较大的暗红斑伴较多杂纹。

②坤宫有纵切纹。

前列腺增生的手诊特征：

①多数患者交感神经区扩大。

②坤宫有暗黄斑。

③消化复线变短。

④生殖肿瘤线前列腺区有较大的岛形纹，且有干扰线穿过。部分患者生殖肿瘤线尾端有较大的岛形纹。

前列腺结石的手诊特征：

①掌红。

②坤宫下陷，有黄斑点。

③生殖肿瘤线前列腺区出现如葡萄串似的小岛形纹。

## 58. 肾结石

肾结石是在肾脏尿液中沉积的矿物质结晶，多发生在青壮年，男性多于女性。肾结石可能长期存在而无症状，特别是较大的结石。较小的结石活动范围大，当小结石进入肾盂输尿管连接部或输尿管时，引起输尿管剧烈蠕动，以促使结石排出，于是出现绞痛和血尿。

肾结石可分为含钙结石、尿酸结石、感染性结石等。含钙肾结石以草酸钙和磷酸钙为主，占全部尿结石的 80% ～ 84%。

### 手诊特征

①乾宫、坤宫色较红。

②掌上杂纹少。

③肾 2 区的生殖肿瘤线有分叉，多数患者在分叉的部位有暗黄。

### 59. 尿毒症

肾功能丧失后，因体内代谢产生的废物和过多的水分不能被排出体外所引起的代谢失常综合征，称为尿毒症。临床上，尿毒症是一些慢性肾功能不全患者在一定诱发因素的影响下所导致的。

#### 手诊特征

①肾 2 区的生殖肿瘤线断裂，被似瀑布形样纹线代替。

②坤位出现“米”字纹。

③食指出现“米”字纹，第一心区出现“米”字纹。

④肝区有“十”字纹，色青暗。

⑤胃区有“米”字纹，肌肉松软平坦。

⑥交感神经区扩大。

⑦小鱼际红斑点明显。

⑧各指血管明显。

### 60. 肾囊肿

肾囊肿是肾实质内异常的囊状结构。内含液体，形态不一，大小不等，可为单个或多个，可见于单侧或两侧肾脏。

#### 手诊特征

①掌部肾区凹陷（哪侧发病，哪侧凹陷）。

②凹陷处有较小的 2 ～ 3 个岛形纹相连。

③坤宫有纵切纹。

## 61. 肾下垂

肾下垂是指直立位与平卧位相比，肾移动位置超过一个椎体的状态。其发生可能与肾窝浅、肾脂肪囊结缔组织松弛、消瘦、肾蒂长、慢性咳嗽和便秘等因素有关。

### 手诊特征

①肾区有分支，在分支上有较小、细长的岛形纹。

②也有部分患者大小鱼际脂肪凹陷。

③手指明显长于手掌。

## 62. 关节炎

关节炎泛指发生在人体关节及其周围组织，由炎症、感染、退化、创伤或其他因素引起的炎性疾病。主要特征是关节红、肿、热、痛和功能障碍。常见的有类风湿性关节炎、风湿性关节炎等。

### 手诊特征

类风湿关节炎的手诊特征：

①手指关节变形，手指呈竹节状，指节上有竖纹出现。

②生殖肿瘤线尾端有伞状纹出现。

③大、小鱼际肌肉松软凹陷。

风湿关节炎：

①手掌发亮，手指关节僵硬。

②生殖肿瘤线尾端有伞状纹出现。

③坎宫有许多散乱的细小纹理，有白、暗黄色凸起。
④大、小鱼际肌肉松软凹陷。

### 63. 小儿生长发育迟缓

#### 手诊特征

①生殖肿瘤线包围的面积小（脾胃虚弱、气血不足）。
②心脑线上有很多干扰线穿过（免疫力下降）。
③消化线呈锁链状，有大量杂乱的干扰线（患呼吸道疾病）。
④消化线上有方格形纹穿过（患呼吸道疾病）。

### 64. 小儿缺钙

#### 手诊特征

①无名指过长。
②手指第二指节过长，明显长于第三指节。
③生殖肿瘤线尾部杂乱，形成伞形纹。

总结：精准手诊包括快速手诊和精细手诊，快速手诊包括体质区定位、三焦定位、九宫定位、手背定位、望手形、手指形态、指甲望诊、青筋诊断八大方法。精细手诊包括触诊、掌心、望纹、问诊、脏腑定位、色泽、分病诊断等部分。每个维度都有很大的延伸性，临床实践中，需要六维度综合考虑。在手三针面授班中，会有深度的组合延伸和实践训练。

# 第二章　无痛手三针篇

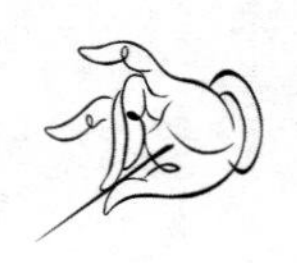

# 第一节　无痛手三针概述

## 一、无痛手三针简介

无痛手三针是以经络理论为基础，在手部的一些特定穴位和特定区域上针刺，用以治疗疾病的方法。

人体的上肢与全身密切联系，早在《黄帝内经》中就有记载，《灵枢·动输》云:“夫四末阴阳之会者，此气之大络也。”手为上肢末端，为手三阴和手三阳经络气血交会联络的部位，而且手部井穴，又为手部经脉经气所起之处，相对于胸腹部为“根”部。

手部经脉与全身经脉密切相关，《灵枢·逆顺肥瘦》阐述:“手之三阴，从脏走手；手之三阳，从手走头……”详细论述了经脉在手部的循行与衔接。

经筋循行起于四肢末端上达躯干，终于头身，能连缀肢骸，约束肌肉，濡润组织。

针刺手部特定穴位，易于激发经气，调节脏腑经络功能，从而能对全身各部的病症进行治疗。针对各种疾病及脏腑主治，针刺特效穴点和区也有事半功倍的治疗作用。手部腧穴在《黄帝内经》记载的135个双穴中占了大半，如五腧穴、原穴、络穴，并且这些手部腧穴在历代医家治疗疾病针灸处方中都为首选腧穴，如合谷、三间等。

《针灸甲乙经》中记载："喉中焦干渴，鱼际主之。"

《百症赋》中记载："喉痛兮，液门、鱼际去疗。"

《素问病机气宜保命集》中记载："眼大眦痛，刺手太阳井穴少泽；小眦痛，刺少阳井穴关冲。""大烦热，昼夜不息，刺十指间出血，谓之八关大刺。"

《玉龙歌》中记载："偏正头风有两般，有无痰饮细推观，若然痰饮风池刺，倘无痰饮合谷安。"更有张从正提出"诸痛疮疡，皆属于心，可刺少冲；诸气膹郁，皆属于肺，可刺少商"。

手部有人体缩影部位、人体经络脏象系统的缩影部位，针刺这些部位一定程度可以缓解人体病变。

## 二、无痛手三针基本原理

无痛手三针以中医整体观为基础，结合西医解剖学及生理病理学等现代医学理论，包含平衡、经络、体质、气血学说，以阴阳、营卫、相对运动取得相对通应，以沟通表里，运行气血而致相对平衡，保持稳定和健康。

### 原理一：经络学说

《黄帝内经》阐述："远者司外揣内，近者司内揣外。""视其外应，以知其内脏。"按照中医学的理论，人体是一个统一的整体，人体的每个脏器都不能孤立存在，而是通过经络的联系彼此密切相关。手是人体的一部分，与身体其他部位一样共同"生活"在内环境之中，它们之间都有着必然的信息联系。

根据经络理论，手三阴经均起于胸中，从胸走向手；手三阳经均起于手，从手走向头。手太阴肺经，止于拇指端（少商穴）；手厥阴心包经，止于中指端（中冲穴）；手少阴心经，止于小指端（少冲穴）；手太阳小肠经，起于小指端（少泽穴）；手少阳三焦经，起于无名指端（关冲穴）；手阳明大肠经，起于食指端（商阳穴）。手三阴经、手三阳经不唯内属相应的脏腑，且通过表里经和同名经与足三阴经、足三阳经相连，通过八脉交会穴与奇经八脉相通。手与阴阳、气血也有密切的联系。《灵枢·动输》云："夫四末阴阳之会者，此气之大络也。"《灵枢·卫气失常》又云："皮之部，输于四末。"均说明手足是阴阳经脉气血会合联络的部位，对经气的通接具有重要作用。由于手与脏腑经络的广泛联系，所以对手部穴位的针刺可以调整全身及一定部位的功能状态，以达到防病治病的目的。

**原理二：神经学说**

对于手针原理，众医家有多种解释，其中有一种是神经学说。手部的神经主要有正中神经、桡神经和尺神经，三者均为臂丛神经的分支。有人认为手部穴位可以反映疾病、治疗疾病，是与神经分布有关系的。

对于手部的神经与手三针手穴的关系，有人认为经络与外周神经有关，因此在有的报道中做一些经络感传的调查。激发经络感传的方法是在手背第三掌骨上找到膀胱经的各俞穴投影穴，针刺这些投影俞穴可以激发出相应的十二经感传。用这种手针法激发的经络感传，其感觉清晰，感传路线长。

目前研究结果表明，穴位的治疗作用与神经系统有很密切的关系，所以说，手三针的治疗作用离不开神经系统的作用。

原理三：生物全息理论

生物全息现象是生物相关性中的一种特殊关系，即生物的组成部分的生物学特性与生物整体相似，贮存着整体的信息，是整体的相对缩影。这种相关关系称全息相关，从而建立全息生物学体系。全息胚学说提出从全息胚的重演性出发，重新定义了穴位是与相对应的部位生物学特性相似程度较大的细胞群，也可以说穴位是与对应的部位在生理学和病理学上相关的位点；而经络是生物学特性相似程度较大的细胞群的连续，或者说经络是人体神经胚时期由生物学特性相似程度较大的细胞群组成的纵向器官或构造的痕迹图谱。简言之，经络是人体的过去器官图谱。从全息胚的发育性和重演性看，处于向着新整体发育的某一阶段的全息胚，重演整体达到某一发育阶段以前的发育过程，人体上的各种纵向结构，如神经管脊索、原肠体节、动物体表的纵条纹等都是神经胚时期纵向结构。后来发现动物及人体任一相对独立的节肢穴位的分布形式与整体相同，是整体分布形式在任一节肢上分布的重复，是化学组成相似程度较大细胞群的重复。类比推理中发现一个穴位分布的重要法则，即人体每一相对独立的部分的穴位分布和全身对应穴位的分布一致，穴位排布的结果恰像是整体在这一部分的一个成比例的缩小，并将这一分布规律称为穴位分布全息律。

生物全息律，把内部组织器官缩影投射于手上，即全息反应区，这些区域或大或小，有的是所反射脏腑的形状，虽各不相同，但都是一个小的区域而不是一个点，通过反应区刺激可以对相应脏腑进行调整，既可保健，又可治疗。手部全息反应区分掌侧、后背侧两部分，根据情况各取所需。

在治病上，经络系统相为互通，其内容主要有：①经络相对。②部位相对。③经络和部位与其他经络和部位之对应相通。④平衡相通。⑤对应特异性取穴方法。⑥反应点。⑦深浅刺法。⑧能量传输。

以上8点，失其平衡，便生诸病。手三针之所以能治病，即是导致通应，使其平衡。

1. 经络相对：如手上有手三阴经相对手三阳经；如手与足相对，有手三阴经和手三阳经相对足三阴经和足三阳经。且有其排列顺序，流注顺序则相通，其中足三阴经虽有交叉，而在三阴交穴以上则顺序未变，如手三阳经从手走头，足三阳经从头走足，足三阴经从足走腹，手三阴经从胸走手。流注循环，周而复始。如营卫气血流注，相对平衡、相对运动，营气始于手太阴，卫气始于足太阳，周而复始，治疗手三阴、手三阳穴，亦能通足三阴、足三阳经，在循经取穴法之外，又找出了对经取穴疗法。

2. 部位相对：上述经络相对有交叉，如合谷穴和劳宫穴，有“合谷下应太冲，劳宫能通涌泉”。不但穴位相对，而且部位与部位之间，又有相对通应之说。由此可知，不要只拘泥于经络、穴位之相对应，也可从部位相对，对应治病。如从手指对足趾，手背对足背，掌面对足底等，找出了对位取穴疗法。比如石头压伤足背中趾端，色紫，明显肿胀，疼痛不能走路，针刺手背中指相当于足趾对应处，浅刺0.1厘米，立即有热流顺肩膀向下流注到膝关节到足趾压伤处，疼痛随之消失，当场即能行走。说明了生物电反射，针刺有热效应。

3. 经络和部位与其他经络和部位之对应相通："列缺穴，为手太阴、阳明经之络"，是八脉交会穴通任脉，能治头颈之病，又治阴茎中痛。"后溪穴，为手太阳经之俞穴"，是八脉交会穴通督脉，能治脊椎、督脉之病。"经渠穴，为手太阴经之经穴"，能治胸背俱急等。

4. 平衡相通：经络与经络相通的特殊性，相对有其位，不是绝对。平衡不是永恒不变的，质改变，平衡也随之而变。相对平衡，人体物质运动发生变化，在一个统一的载体中，部位相对有上下左右，质量相对有多少轻重，能量相对有盛衰强弱，从而构成了手足三阴、三阳经及奇经八脉的能量转化经络系统，既有相互对应，又有相互作用，更有协同作用，以沟通表里。

5. 对应特异性取穴方法：因穴位的结构部分不同而不同。

6. 反应点：反应点与阿是穴类似，不过对反应点有新的了解，如一般在皮肤上会出现红点，有的在皮下出现硬条状、块状物。而且出现的反应点不止一个，不限于某一部位，可在数处出现，由于各人的体质不同，反应点亦不尽相同。所以，我们在治疗的时候一定要按照我们的精准手诊的六个维度来诊断后定穴、定组方，如根据诊断患者属于寒性体质，那么我们组方时就可以根据寒性体质选取我们相应的穴位；如果患者属于气血失衡，我们就要根据气血诊断去选取相应的组方和穴位。

7. 深浅刺法：这是针法，也是运用穴位的方法之一 。针刺深浅，以手部骨骼来讲，穴位亦有深有浅，针刺深浅是可以升降气血，以发挥镇痛作用的。以某些疼痛为例，如气滞于下，血滞于上；气逆于外，血逆于中，单凭针刺穴位不用针法，有效但不甚理想，比如气滞于下的疼痛，针刺手法可以快速止痛。

至于深刺、浅刺，不但有治皮、肉、筋、骨之病之分，而且深层、浅层的气血流动，也有多、少的区别。一般来说，浅层的血流小，深层的血流大。穴位是气血、经气流注的地方，如浅刺后，能使气流激发变化，即能释放出大量热能，发生热效应，并引起一系列的化学反应，从而推动气血输布全身。

8. 能量传输：经络所过，主治所及，就是针刺某一经络上的穴位，可以治疗所属经脉循行所过及联络的脏腑肢节的病症。如针刺内关穴，一定程度上能治疗手厥阴心包经所过的病症，如胸痛、心痛，就是手厥阴心包经经脉不通而导致经气倒流，气血运行不畅，出现心胸痛症。中医讲不通则痛，不荣则痛。针刺内关穴，激发经气能量传输，能量反作用到病区，引起一系列化学反应，控制其变量，心胸痛立即解除，在针刺刺激下，能量体、经络就显现出来了。

## 第二节　无痛手三针基础知识

### 一、手部解剖组成

1. 骨骼：由 8 块腕骨、5 块掌骨、14 块指骨及数个籽骨组成。

2. 肌肉：在掌面可分为大鱼际（外侧）、小鱼际（内侧）、中间肌群（掌侧）。

3. 血管：尺动脉、桡动脉、静脉，动脉在掌侧，浅静脉在背侧。

4. 手部神经：正中神经、桡神经、尺神经。

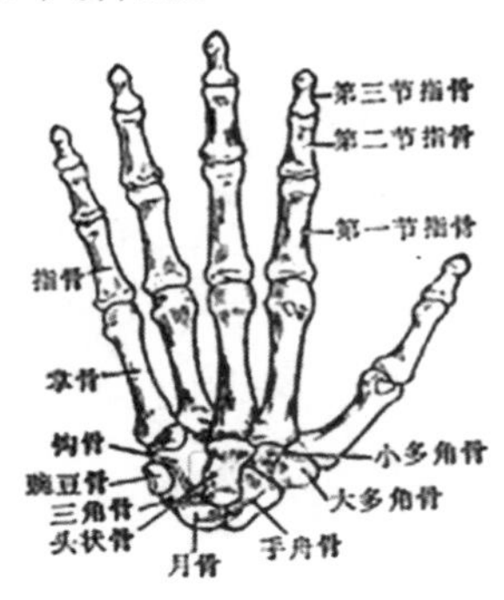


（1）手部肌肉解剖

手肌除前臂来的长肌外，还有许多短小的手肌。在掌面可分三群：大鱼际（外侧）、小鱼际（内侧）、中间肌群（掌侧）。

拇短展肌

系手外侧肌群的 1 块肌肉。此肌位于手掌鱼际外侧皮下，拇短屈肌的外侧，遮盖拇指对掌肌和拇短屈肌的一部分，为长三角形的扁肌。起于腕横韧带远端的桡侧半、大多角骨嵴和舟骨结节，止于掌指关节的桡侧关节囊、桡侧籽骨、拇指背侧伸肌腱扩张部，肌纤维方向沿第1掌骨纵轴方向。此肌受正中神经（颈6～7）支配，收缩时拇指外展。

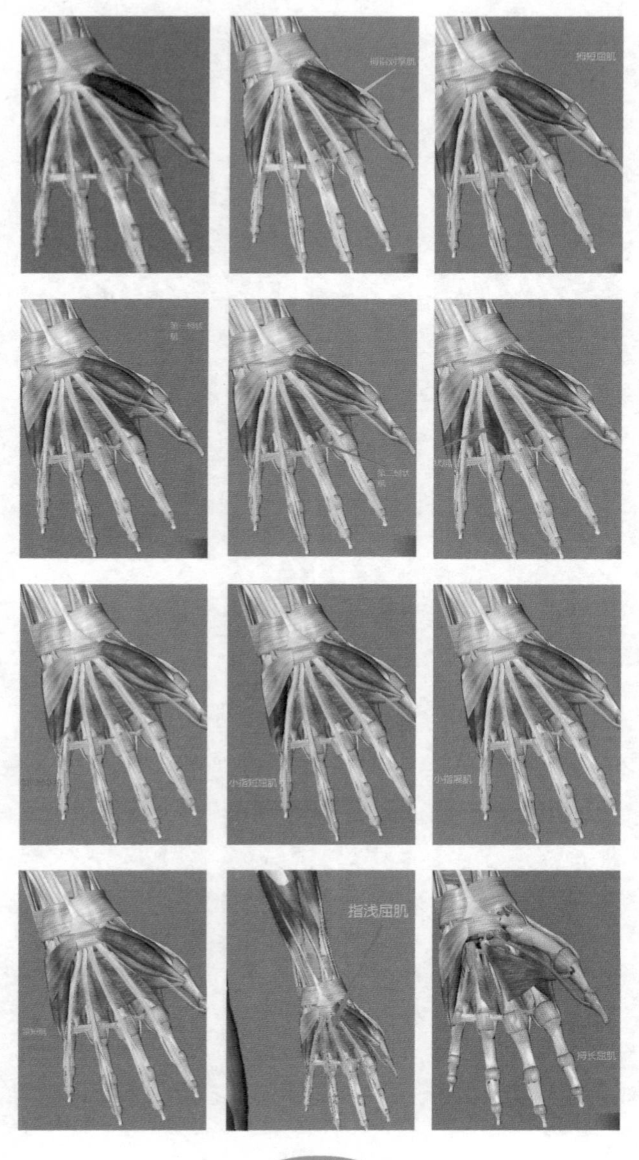

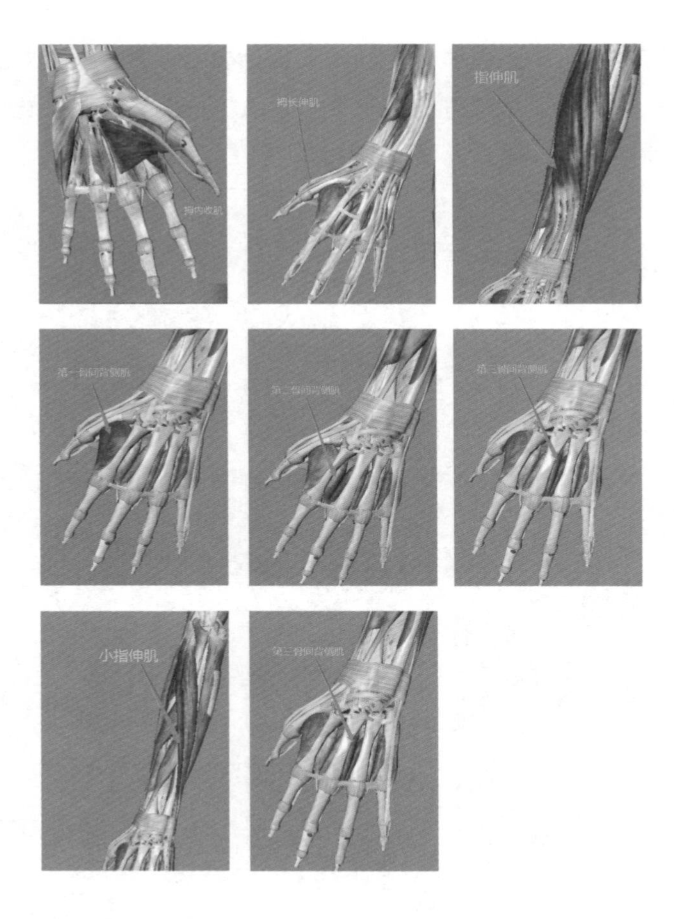
拇内收肌
拇长伸肌
指伸肌
第一骨间背侧肌
第二骨间背侧肌
第三骨间背侧肌
小指伸肌
第三骨间背侧肌

（2）手部神经系统

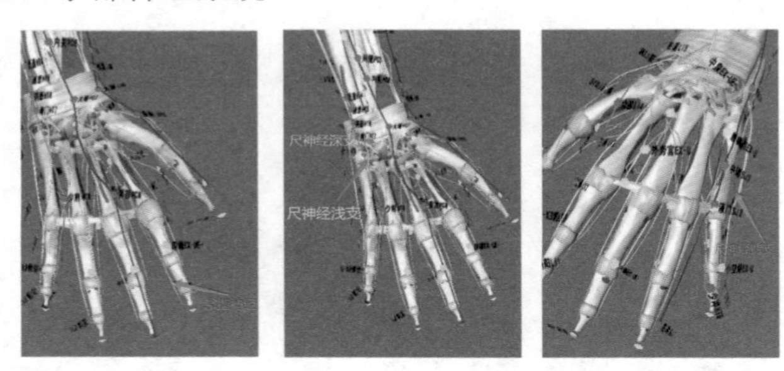
尺神经深支
尺神经浅支

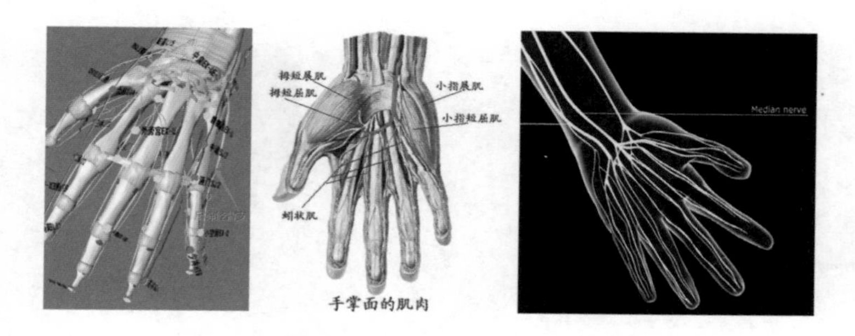

手掌面的肌肉

## 二、手部经络穴位

手是根本穴区之一，是经脉之气生发、布散之处。十二经脉的循行和衔接与手部有直接或间接的联系，如手三阴经从胸走手，手三阳经从手走头。有关上肢与全身的联系，早在《黄帝内经》中就有记载，如《灵枢·动输》说:“夫四末阴阳之会者，此气之大络也。”说明手为三阴、三阳经络气血交会联络的部位，因此针刺手部特定穴位，具有疏通经脉，调节脏腑的功能，从而达到防病治病的目的。

### （一）手太阴肺经

起于中焦，下络大肠，再返回沿胃上口，穿过横膈，属肺，上行喉部，横行至胸部外上方（中府穴），浅出腋下，沿上肢内侧前缘下行，经过肘窝，入寸口，上鱼际，直出拇指桡侧端；所联系的脏腑器官有肺、胃、大肠、肺系、喉咙；分布在手上的穴位有列缺、经渠、太渊、鱼际、少商；主治头面、五官、咽喉病、热病等。

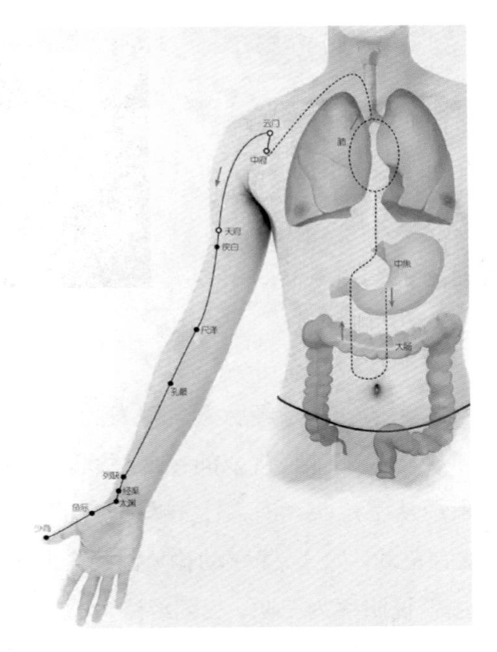


少商穴：在手指，拇指末节桡侧，指甲根角侧上方 0.1 寸（指寸）。

鱼际穴：在手外侧，第一掌骨桡侧中点赤白肉际处。

太渊穴：在腕前区，桡骨茎突与舟状骨之间，拇长展肌腱尺侧凹陷中。

经渠穴：在前臂前区，腕掌侧远端横纹上 1 寸，桡骨茎突与桡动脉之间。

列缺穴：在前臂，腕掌侧远端横纹上 1.5 寸，拇短伸肌腱和拇长展肌腱之间，拇长展肌腱沟的凹陷中。

### （二）手阳明大肠经

起始于食指桡侧端，沿食指桡侧，经过第 1、2 掌骨之间，上行至腕后两筋之间，沿前臂外侧前缘，至肘部外侧，再沿上臂外侧前缘上行到肩部，经肩峰前，向上循行至背部，与诸阳经交会于大椎穴，再向前行进入缺盆，络于肺，下行穿过横膈，属于大肠；在手上分布有商阳、二间、三间、合谷、阳溪等穴位，主治头、面、目、鼻、齿、咽喉病，胃肠疾病，神志病，皮肤病，发热病等。

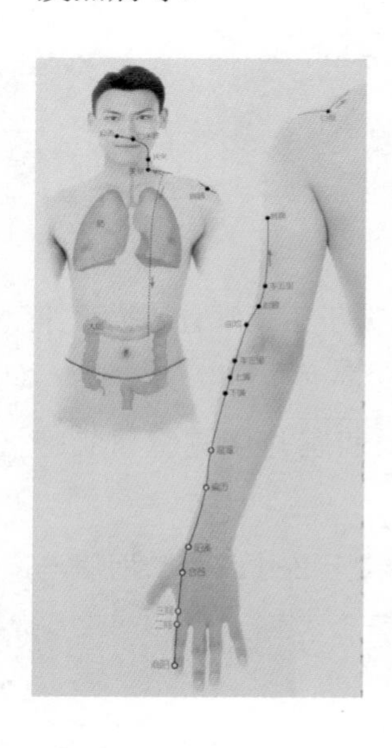

商阳穴：食指末节桡侧，指甲根角侧上方 0.1 寸（指寸）。

二间穴：第二掌指关节桡侧远端赤白肉际处。

三间穴：第二掌指关节桡侧近端凹陷中。

合谷穴：第二掌骨桡侧的中点处。

阳溪穴：在腕区，腕背侧远端横纹桡侧，桡骨茎突远端，解剖学“鼻烟窝”凹陷中。

### （三）手厥阴心包经

起始于胸中，出属心包络，下行穿过膈肌，依次络于上、中、下三焦。其支脉，从胸部向外侧循行，至腋下 3 寸处，再向上抵达腋部，沿上臂内侧下行于手太阴、手少阴经之间，进入肘中，再向下到前臂，沿两筋之间，进入掌中，循行至中指的末端；在手上分布有内关、大陵、劳宫、中冲等穴位；主治心、胸、胃、神志病等。

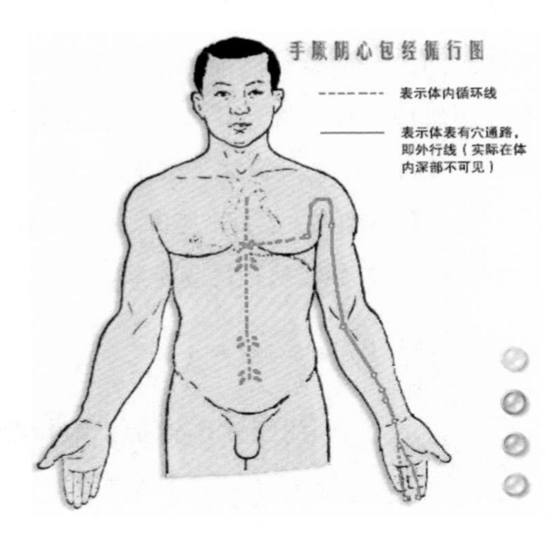


中冲：在手指，中指末端最高点。

劳宫：在手掌心，第 2、3 掌骨之间偏于第 3 掌骨，横平第三掌指关节近端。

大陵：在腕掌横纹的中点处，掌长肌腱与桡侧腕屈肌腱之间。

内关：在前臂前区，腕掌侧远端横纹上 2 寸，掌长肌腱与桡侧腕屈肌腱之间。

### （四）手少阳三焦经

起于无名指尺侧末端，向上沿无名指尺侧至手腕背面，上行尺、桡骨之间，过肘尖，沿上臂外侧上行至肩，向前行入缺盆，布于膻中，散络心包，下过膈肌，属上、中、下三焦；联系的脏腑器官有三焦、心包、耳、眼、膈等；在手上分布有关冲、液门、中渚、阳池等穴位；主治侧头、耳、目、胸、肋、咽喉病等。

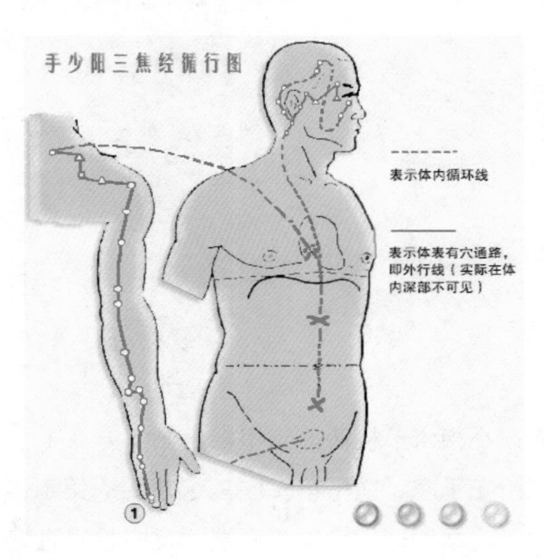


关冲：在手指，第 4 指末节尺侧，指甲根角侧上方 0.1 寸（指寸）。

液门：在手背部，当第 4、5 指间，指蹼缘上方赤白肉际处。

中渚：在手背部，第 4、5 掌骨间，第 4 掌指关节近端凹陷中。

阳池：在腕背侧远端横纹上，指伸肌腱的尺侧缘凹陷中。

（五）手少阴心经

其直行经脉，从心系上行到肺部，浅出腋下（极泉穴），沿上肢内侧后缘，过肘中，经掌后锐骨端，进入掌中，沿小指掌桡侧，出小指桡侧端（少冲穴），交于手太阳小肠经；联系心、心系、小肠、肺、目系、喉咙等脏腑器官；在手上分布有灵道、通里、阴郄、神门、少冲等穴位，主治心痛、胸痛、神志病等疾病。

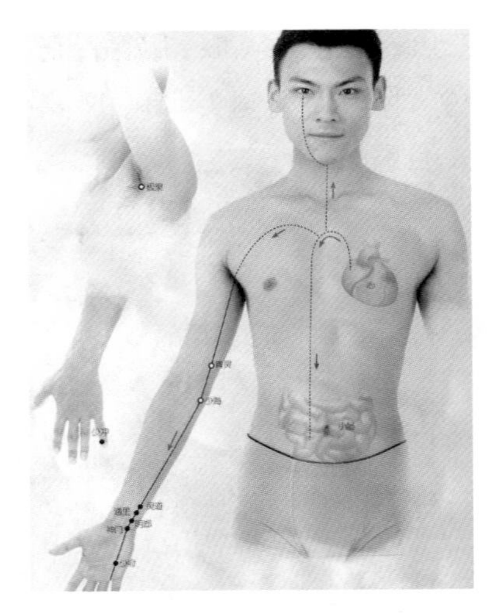

少冲穴：小指末节桡侧，指甲根角侧上方 0.1 寸。

少府穴：在手掌、横平第 5 掌指关节近端，第 4、5 掌骨之间。

神门穴：腕掌侧远端横纹尺侧端，尺侧腕屈肌腱的桡侧缘。

阴郄穴：仰掌用力握拳，沿小指侧肌腱的内侧肌，从腕横纹向上 0.5 寸处。

通里穴：仰掌用力握拳，沿小指侧肌腱的内侧缘，从腕横纹向上 1 寸处。

灵道穴：仰掌用力握拳，沿小指侧肌腱的内侧缘，从腕横纹向上 1.5 寸处。

（六）手太阳小肠经

起于小指末端，沿着手尺侧至腕部，出于尺骨头，直上沿着前臂外侧后缘，经尺骨鹰嘴与肱骨内上髁之间，沿上臂外侧后缘，到达肩关节，绕行肩胛部，交会于大椎，向下进入缺盆部，联络心，沿着食管，经过横膈，到达胃部，属于小肠；与小肠、心、胃、咽喉、鼻、目、耳等脏腑器官联系；在手上分布有少泽、前谷、后溪、腕骨、阳谷、养老等穴；主治头面五官病、热病、神志病，如头痛、目翳、咽喉肿痛、昏迷、发热、疟疾等。

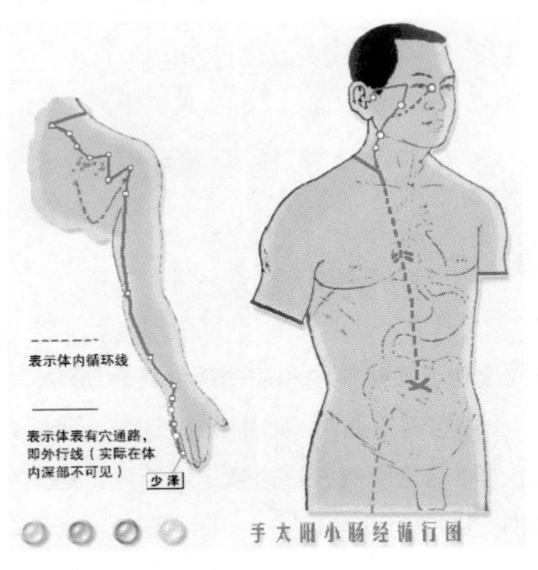

手太阳小肠经循行图

后溪：在手内侧，第 5 掌指关节尺侧近端赤白肉际凹陷中。

腕骨：在腕区，第 5 掌骨底与三角骨之间的赤白肉际凹陷中。

阳谷：在腕后区，尺骨茎突与三角骨之间的凹陷中。

养老：在前臂后区，腕背横纹上 1 寸，尺骨头桡侧凹陷中。

前谷：在手指，第 5 掌指关节尺侧远端赤白肉际凹陷中。

## 第三节　无痛手三针穴位

### 一、基本要领

1. 取穴定位。按疾病的相应部位取穴，如肺病取肺穴，肩痛取肩穴；按中医理论选穴，如目疾选肝穴，因“肝开窍于目”；对症选穴，如哮喘选哮喘穴，惊厥选定惊穴。这三种取穴方法可单独应用，也可配合应用。

2. 适应证。凡针灸疗法能治疗的病症，均可采用手针治疗。

3. 针法操作。浅刺法、中刺法、深刺法。

4. 应注意严格消毒，防止发生感染。

### 二、64 个特效穴定位

#### （一）商阳穴

取穴定位：手阳明大肠经穴，位于人体的食指末节桡侧，距指甲角 0.1 寸。

主治范围：咽喉肿痛、喘咳、耳聋耳鸣、口干、下颌关节炎、牙痛、肩背急痛。

针法操作：浅刺法。

（二）二间穴

取穴定位：手阳明大肠经穴，在手指，第 2 掌指关节桡侧远端赤白肉际处。

主治范围：鼻衄、多惊、齿痛、目黄、近视、腰痛、热病。

针法操作：浅刺法。

（三）三间穴

取穴定位：手阳明大肠经穴，在手背，第 2 掌指关节桡侧近端凹陷中。

主治范围：眼痛、下牙痛、咽喉肿痛、咽中如梗、手背肿痛、肠鸣腹泻、积食不通、肩痛、肩冷不能举不能挽、近视、肩背疼痛。

针法操作：中刺法。

（四）合谷穴

取穴定位：手阳明大肠经穴，第 2 掌骨桡侧的中点处。

主治范围：牙痛、扁桃体炎、咽喉炎、结膜炎、角膜炎、鼻炎、鼻出血、耳聋、口眼歪斜、指痉挛、感冒、精神失常、会阴痛、肛门痛、足底痛、足跟痛、头痛、神经衰弱、面神经麻痹、口腔疾病、发热恶寒、风疹、腰背引痛等。

针法操作：中刺法。

### （五）阳溪穴

取穴定位：手阳明大肠经穴，拇指向上翘起时，手腕处与拇指对应的凹陷处。

主治范围：热狂、厥逆头痛、心烦、胸满不得息、咳嗽、呕吐、喉痹、目风赤烂、耳鸣、耳聋、寒热痉挛、肘痛不举、臂痛、手指无力、牙痛、腰痛、疥痂。

针法操作：中刺法。

### （六）关冲穴

取穴定位：手少阳三焦经穴，在第 4 指末节尺侧，指甲根角侧上方 0.1 寸（指寸）。

主治范围：喉痹、目赤、舌强、头痛、耳鸣、耳聋、中暑。胸中气噎不嗜食，臂肿痛不举、舌缓不语。

针法操作：浅刺法。

### （七）液门穴

取穴定位：手少阳三焦经穴，在手背部，当第 4、5 指间，指蹼缘上方赤白肉际处。

主治范围：咽喉肿痛、甲亢、口干、臂痛、目赤、头痛、耳聋、齿痛、目涩、耳鸣、疟疾。

针法操作：中刺法。

### （八）中渚穴

取穴定位：手少阳三焦经穴，在手背，第 4、5 掌骨间，第 4 掌指关节近端凹陷中。

主治范围：耳聋、耳鸣、肩背痛、肋间神经痛、目痛、咽喉痛、肘臂痛、五指不得屈伸、手背痈毒、热病汗不出、消化不良。

针法操作：中刺法。

### （九）阳池穴

取穴定位：手少阳三焦经穴，在腕背侧远端横纹上，指伸肌腱的尺侧缘凹陷中。

主治范围：疟疾、口干、腕关节及手部发炎、折伤、目赤肿痛、喉痹、消渴烦闷、肩臂痛。

针法操作：浅刺法。

### （十）醒脾三穴

取穴定位：位于拇指第一节横纹中点上 5 分、左右旁开 5 分。

主治范围：腹泻纳差、四肢乏力、阑尾炎、腹胀、消化性溃疡、胆道蛔虫、胃病、呕吐、鼻炎、荨麻疹、浮肿等。

针法操作：浅刺法。

### （十一）心痛穴

取穴定位：大指第一节横纹中点桡侧旁开 5 分。

主治范围：胸痛、呕吐、腹泻、胬肉、肋间神经痛、心悸、癫、狂、带状疱疹引起的胸痛尤为突出。

针法操作：浅刺法。

### （十二）肺穴

取穴定位：鱼际穴内上 1 寸处。

主治范围：常用于感冒、扁桃体炎、牙痛。

针法操作：浅刺法。

### （十三）胸痛穴

取穴定位：拇指指关节最高点桡侧旁开 5 分。

主治范围：主要用于胸闷、胸骨疼痛、踝关节疼痛、踝关节扭伤等。

针法操作：浅刺法。

### （十四）肠结穴

取穴定位：掌侧，食指第二节横纹中点上 5 分。

主治范围：腹泻、腹胀、便秘、胆道蛔虫、急慢性结肠炎、阑尾炎等。

针法操作：浅刺法。

### （十五）四缝一穴

取穴定位：掌侧，食指第一节横纹中点。

主治范围：消化性溃疡、小儿消化不良、疳积、百日咳、胆道蛔虫。

针法操作：浅刺法。

### （十六）支喘一穴

取穴定位：位于手掌食指掌侧指关节尺侧旁开 5 分。

主治范围：咳嗽、喘息、胸闷、支气管炎、支气管哮喘等。

针法操作：中刺法。

### （十七）少泽穴

取穴定位：手太阳小肠经穴，在手指，小指末节尺侧，指甲根角侧上方 0.1 寸。

主治范围：昏迷、咽喉炎、舌强、头痛、颈项强痛、心烦、目翳、心疼、胃反酸。

针法操作：浅刺法。

### （十八）前谷穴

取穴定位：手太阳小肠经穴，在手指，第 5 掌指关节尺侧远端赤白肉际凹陷中。

主治范围：鼻塞、咽喉肿痛、鼻衄、头痛、乳痛、乳少、臂痛、呕吐等。

针法操作：深刺法。

### （十九）后溪穴

取穴定位：手太阳小肠经穴，第 5 掌指关节尺侧近端赤白肉际凹陷中。

主治范围：臂下侧痛、头颈痛、腰痛、四肢痛、五指痉挛、精神失常、耳聋、肩背痛、肋间神经痛、疟疾、目赤、鼻衄、项强、手麻、颜面神经麻痹、口眼歪斜、半身不遂、癫狂病。

针法操作：中刺法。

（二十）腕骨穴

取穴定位：手太阳小肠经穴，第 5 掌骨底与三角骨之间的赤白肉际凹陷中。

主治范围：腕肘及指关节痛、头痛、耳聋、呕吐、胆囊炎、黄疸、疟疾、胁下痛、颈颔耳目之病。

针法操作：中刺法。

（二十一）阳谷穴

取穴定位：手太阳小肠经穴，在腕后区，尺骨茎突与三角骨之间的凹陷处。

主治范围：癫狂吐舌、妄言、抽搐、龋齿痛、臂外侧痛、耳鸣耳聋。

针法操作：中刺法。

（二十二）养老穴

取穴定位：手太阳小肠经穴，在前臂后区，腕背横纹上 1 寸，尺骨头桡侧凹陷中。

主治范围：上肢关节痛、肩臂痛、落枕、上肢瘫痪、目视不明、肩胛骨酸痛。

针法操作：浅刺法。

(二十三) 心消穴

取穴定位: 位于掌面，中指第2、3节指骨间横纹中点上5分。

主治范围：心慌、胸闷、心律不齐、神经衰弱、荨麻疹、哮喘、肺心病、白癜风等。

针法操作：浅刺法。

(二十四) 少商穴

取穴定位：手太阴肺经穴，拇指指尖桡侧，指甲根角侧上方0.1寸（指寸）。

主治范围：咳嗽、咽喉肿痛、鼻衄、发热昏迷、小儿惊风、手指挛痛、大泄肺中热、癫狂。

针法操作：浅刺法。泄热更快。

(二十五) 鱼际穴

取穴定位：手太阴肺经穴，第1掌骨桡侧中点赤白肉际处。

主治范围：咳嗽、哮喘、咯血、咽喉肿痛、身热、头痛、胸背痛、乳痛。

针法操作：浅刺法。

(二十六) 太渊穴

取穴定位：手太阴肺经穴，在腕前区，桡骨茎突与舟状骨之间，拇长展肌腱尺侧凹陷中。

主治范围：咳嗽、失眠、气喘、咯血、咽喉肿痛、腕臂痛、无脉症、喘而遗矢、肺胀、胸痹、肩前臂痛、偏正头痛、肘痛。

针法操作：浅刺法。

（二十七）经渠穴

取穴定位：手太阴肺经穴，腕掌侧远端横纹上1寸，桡骨茎突与桡动脉之间。

主治范围：胸背俱急、咳逆上气。

针法操作：浅刺法。

（二十八）列缺穴

取穴定位：手太阴肺经穴，在前臂，腕掌侧远端横纹上1.5寸，拇短伸肌腱和拇长展肌腱之间，拇长展肌腱沟的凹陷中。

主治范围：头项强痛、咳嗽哮喘、咽喉痛、面神经麻痹、手腕疼痛无力、偏风口歪、溺血精出、阴茎痛、胸背热、四肢暴肿、胸背俱急、咳逆上气、偏正头痛、口噤、气刺两乳、主头项之病，任脉之病，经络所过之病。

针法操作：中刺法。

（二十九）四缝二穴

取穴定位：掌侧中指第二横纹中央。

主治范围：腹胀、胃痉挛、小儿疳积、百日咳、消化性溃疡、阑尾炎等。

针法操作：浅刺法。

### （三十）咽穴

取穴定位：手背第 3、4 掌指关节结合部，连线的中点上 2 分。

主治范围：牙痛、咽干、声音嘶哑、扁桃体炎、咽喉炎、三叉神经痛等。

针法操作：中刺法。

### （三十一）中冲穴

取穴定位：手厥阴心包经穴，在手指，中指末端最高点。

主治范围：中风昏迷、热病、中暑、心烦、心痛、舌强、小儿惊风。

针法操作：中刺法。可挤压出血泻热。

### （三十二）劳宫穴

取穴定位：手厥阴心包经穴，在掌区，横平第 3 掌指关节近端，第 2、3 掌骨之间偏于第 3 掌骨。

主治范围：昏迷、胸胁痛、呕吐、小儿惊风、手掌多汗、脑溢血、癫狂痫、中暑、鹅掌风、烦闷、口渴、龈烂、心痛、吐血。

针法操作：深刺法。

（三十三）大陵穴

取穴定位：手厥阴心包经穴，腕掌侧远端横纹中，掌长肌腱与桡侧腕屈肌腱之间。

主治范围：心悸、胸痛、咽喉肿痛、癫狂痫、胃痛、手臂痛、疮肿。

针法操作：深刺法。

（三十四）少冲穴

取穴定位：手少阴心经穴，小指末节桡侧，指甲根角侧上方 0.1 寸。

主治范围：休克、咽喉炎、肘臂内侧痛、心胸痛、心悸、心烦、神昏、癫狂、热病、前阴臊臭、虚热壅胜、胆寒、会阴部痛、肛裂、心虚热壅。

针法操作：中刺法。

（三十五）胃穴

取穴定位：位于劳宫穴与大陵穴连线中点处。

主治范围：胃疼、胃酸、胃灼热、消化不良、胃溃疡、各种急慢性胃炎、胃痉挛、胆道蛔虫症等。

针法操作：中刺法。

（三十六）跟痛穴

取穴定位：位于胃穴与大陵穴连线中点处。

主治范围：足跟痛、心痛、踝关节扭伤等。

针法操作：浅刺法。

### （三十七）土金穴

取穴定位：掌侧，无名指第 2、3 节横纹中点上 5 分。

主治范围：鼻塞、咳嗽、喘息、咳痰、心慌、胃胀、胃痛、胃经病、慢性鼻炎、荨麻疹等。

针法操作：浅刺法。

### （三十八）四缝三穴

取穴定位：掌侧，无名指第二节横纹中点处。

主治范围：口苦、胁肋胀痛、头晕、眼干等。

针法操作：浅刺法。

### （三十九）脑一穴

取穴定位：手背第四掌指关节结合部尺侧旁开 5 分。

主治范围：咳嗽、喘息、胸闷、支气管炎、支气管哮喘、神经性头痛、落枕等。

针法操作：浅刺法。

### （四十）肾尿穴

取穴定位：掌侧，小指第一节横纹中点上 5 分。

主治范围：夜尿、尿频、尿急、耳鸣、耳聋、血尿、尿闭、膀胱病、肾经病、牙病、腹泻、便秘、腰腿痛、慢性附件炎等。

针法操作：浅刺法。

（四十一）四缝末穴

取穴定位：掌侧，小指第二节横纹中点处。

主治范围：月经不调、慢性附件炎、肾经病、脾经病、大肠经病、睾丸炎、腰腿痛、腘窝酸痛、腰脊痛等。

针法操作：浅刺法。

（四十二）少府穴

取穴定位：手少阴心经穴，横平第 5 掌指关节近端，第 4、5 掌骨之间。

主治范围：烦闷少气、臂痛、肘腋挛急、胸痛、手卷不伸、阴痹、阴痛、遗尿、小便不利、偏坠。

针法操作：浅刺法。

（四十三）神门穴

取穴定位：手少阴心经穴，腕掌侧远端横纹尺侧端，尺侧腕屈肌腱的桡侧缘。

主治范围：失眠多梦、心跳心慌、癫狂痫、胸胁痛、痴呆、高血压。

针法操作：浅刺法。

（四十四）阴郄穴

取穴定位：手少阴心经穴，腕掌侧远端横纹上 0.5 寸，尺侧腕屈肌腱的桡侧缘。

主治范围：心痛、咯血、心悸、盗汗骨蒸。

针法操作：浅刺法。

（四十五）通里穴

取穴定位：手少阴心经穴，腕掌侧远端横纹上 1 寸，尺侧腕屈肌腱的桡侧缘。

主治范围：咳嗽、哮喘、咯血、咽喉肿痛、心脏病、妇人经血过多崩中、心惊。

针法操作：浅刺法。

（四十六）降率穴

取穴定位：手背 3、4 掌指关节最高点连线中点上 1 寸。

主治范围：心率不齐、腹泻、心慌、胸闷。

针法操作：浅刺法。

（四十七）目穴

取穴定位：拇指指关节横纹中点尺侧旁开 5 分。

主治范围：目赤、流泪、麦粒肿等。

针法操作：浅刺法。

（四十八）额穴

取穴定位：手背食指中节与近节横纹中点桡侧旁开 5 分。

主治范围：前额痛、胃痛、胃痉挛、急性胃肠炎、急性单纯性阑尾炎等。

针法操作：浅刺法。

（四十九）肩痛穴

取穴定位：手背，食指掌指关节桡侧赤白肉际处。

主治范围：肩痛、肩周炎。

针法操作：浅刺法。

（五十）百会穴

取穴定位：手背，中指中节与近节横纹中点桡侧旁开 5 分。

主治范围：神经性头痛、头顶痛、疝气疼痛。

针法操作：浅刺法。

（五十一）太阳穴

取穴定位：手背，无名指近节与中节横纹中点尺侧旁开 5 分。

主治范围：偏头痛、胸胁痛。

针法操作：浅刺法。

（五十二）落枕一穴

取穴定位：手背，第 2、3 掌指关节间，近第二掌指关节处。

主治范围：落枕、颈项扭伤、颈项痛、偏头痛。

针法操作：中刺法。

（五十三）落枕二穴

取穴定位：手背，第2、3掌指关节间，掌指关节连线中点上方0.5寸。

主治范围：落枕、肩臂痛、偏头痛、手背部病症。

针法操作：浅刺法。

（五十四）髋痛穴

取穴定位：手背，小指掌指关节结合部桡侧旁开5分。

主治范围：髋关节疾病、坐骨神经痛、肩周炎等。

针法操作：中刺法。

（五十五）哮喘穴

取穴定位：手掌小指和无名指掌指关节结合部连线中点。

主治范围：咳嗽、喘息、胸闷、支气管炎、哮喘等。

针法操作：中刺法。

（五十六）腰痛穴

取穴定位：在手背，第2、3掌骨及第4、5掌骨之间，腕背侧横纹远端与掌指关节中点处，一手2穴。

主治范围：腰腿痛、急性腰扭伤、腰背痛。

针法操作：深刺法。

### （五十七）督脉穴

取穴定位：小指尺侧，掌指关节最高点尺侧旁开 5 分。

主治范围：主要用于治疗急性棘间韧带损伤、腰疼、肩胛骨疼、耳鸣、鼻塞。

针法操作：浅刺法。

### （五十八）胸痹穴

取穴定位：在中指与无名指的根部之间横纹和消化线的中点。

主治范围：主要冠心病、心肌供血不足、心悸、血压不稳、心绞痛、改善脑卒中、脑出血、视力功能。

针法操作：中刺法。

### （五十九）肝穴

取穴定位：手背小指与无名指中点向上 1 寸。

主治范围：主要用于治疗所有肝病，高脂血症。

针法操作：中刺法。

### （六十）血压点

取穴定位：手背拇指和食指的基底部，近拇指基底部凹陷上方。

主治范围：主要用于治疗肝阳上亢引起的高血压，半身不遂，口眼歪斜，身前痛，骨节风等。

针法操作：中刺法。

（六十一）心三穴

取穴定位：在大鱼际上，拇指掌骨根部水平线和食指中线相交的位置。

主治范围：主要用于淤血性心功能不全、心供血不足。

针法操作：中刺法。

（六十二）脑二穴

取穴定位：在手掌侧中指末节与中节横纹中点桡侧旁开5分。

主治范围：主要用于治疗巅顶痛、神经性头疼、痛经、经期头痛、乳房胀痛。

针法操作：浅刺法。

（六十三）安神穴

取穴定位：手背，食指中点桡侧缘下2分。

主治范围：失眠、健忘、多梦，神经衰弱、焦虑症等。

针法方法：中刺法。

（六十四）不定穴

取穴定位：无固定名称与位置，以病痛局部或与病痛有关的压痛或缓解点为腧穴。

主治范围：相对处各种病症。

针法操作：随所在的穴位而定。

总结：无痛精准手三针是以经络理论为基础，在手部的一些特定穴位和特定区域上针刺用以治疗疾病的方法，具有“无痛进针，取穴精准，用穴极少”等特点，仅需 1 ～ 3 个穴位即可，效果显著，患者容易接受，各位读者及同人可根据实际情况进行应用。

# 第三章　组方及实操技巧

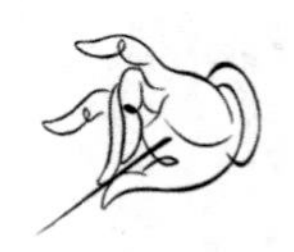

## 第一节　组方原则及公式

手三针穴位如千万兵卒，组方相当于排兵布阵，如同中药的君臣佐使，组方配伍极其考究。

### 一、组方原则

解表征、正体质、盈气血。

### 二、组方公式

经络传导、部位对应、平衡相同、能量传输、藏象传导、筋膜传导、骨骼传导、神经肌肉传导等。

### 三、训练方法

根据病人的体质、病人的气血盛衰、疾病的性质等多方面综合考虑，根据组方原则和组方公式，多重组合，精准组方。

## 第二节 操作方法

1. 手取自然弯曲位，用 0.18 毫米 ×13 毫米毫针，紧靠骨膜外面垂直于掌面直刺入穴位（腰痛穴除外），以不刺入骨膜为准，深度 3 ～ 5 分，留针 3 ～ 5 分钟。针刺肢体疼痛性疾患时，嘱咐患者尽量活动或做局部按摩。

2. 针刺腰肌穴时，针身与皮肤表面呈 15° ～ 30° ，针尖向掌面侧，从伸指肌腱与掌骨之间刺入，深度 5 ～ 8 分。

## 第三节 注意事项

1. 本针法操作简单，患者易于接受，但毕竟是针法，在操作时应向患者解释，尤其对于年老体弱者、严重心脏病患者及高血压患者等要慎用。

2. 手部血管较为丰富，手法应轻柔、稳顺，避免刺伤掌中动脉，严格按面授班讲解技巧操作，可做到无痛、微痛。

3. 本针法进针极浅，一般不触碰骨膜，在需要骨膜斜刺时，注意不要损伤骨膜，严格按面授班所讲规范操作。

4. 手针应注意严格消毒，防止发生感染。